몸을 상상하라

MAHO NO PHRASE WO TONAERU DAKEDE SHISEI GA YOKUNARU SUGOI HON
Copyright © Shin Ohashi 2021
Korean translation rights arranged with ASUKASHINSHA CO.
through Japan UNI Agency, Inc., Tokyo and Imprima Korea Agency, Seoul.

이 책의 한국어판 저작권은 JAPAN UNI AGENCY, INC.와 Imprima Korea Agency를 통해
ASUKASHINSHA CO.과의 독점계약으로 쌤앤파커스에 있습니다.
저작권법에 의해 한국 내에서 보호를 받는 저작물이므로 무단 전재와 무단 복제를 금합니다.

몸을 상상하라

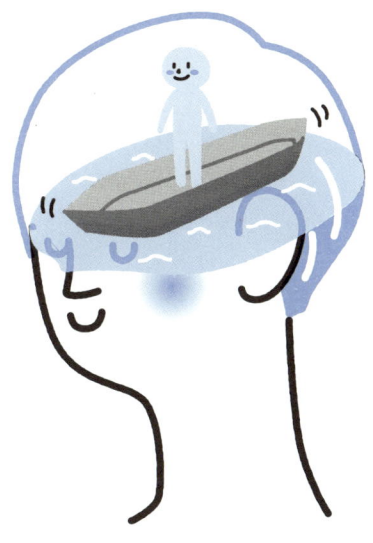

오하시 신 지음 · 안선주 옮김

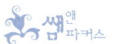

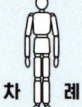

차례

프롤로그　　　　　　　　　　　　　　　　　　　　　　　　　8

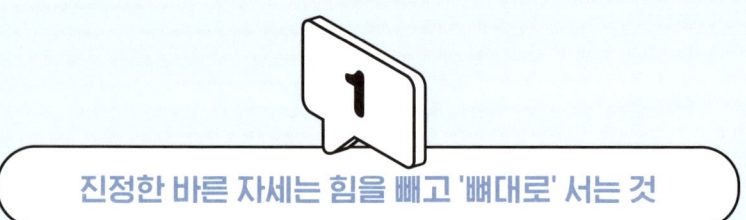

진정한 바른 자세는 힘을 빼고 '뼈대로' 서는 것

무의식중에 일어나는 긴장이 자세를 무너뜨린다	29
자세에 '흔들림'이 있어야 뼈대가 바로 선다	33
기적의 문장으로 경직된 곳을 풀어준다	36
생생 경험담 1. "등이 쫙 펴졌네! 다른 사람인 줄 알았어!"	38

읽기만 해도 바른 자세가 되는 기적의 10문장

'자세의 급소'를 공략하라	42
기적의 문장1(머리): 머릿속에서 조각배가 조용히 흔들립니다	44
기적의 문장2(척주): 척주가 사슬처럼 흔들립니다	48
기적의 문장3(눈): 눈알은 늘 물속을 떠다닙니다	52
기적의 문장4(입안): 잇몸에 피가 돌고 혀는 떡처럼 말랑말랑합니다	56
기적의 문장5(목과 어깨): 산기슭의 눈이 녹아내리듯 양쪽 어깨가 멀어집니다	60
기적의 문장6(가슴과 등): 가슴과 등이 펴지며 호흡이 잔물결처럼 드나듭니다	64
기적의 문장7(몸통): 몸 안에 쏟아지는 폭포를 잉어가 힘차게 거슬러 오릅니다	68
기적의 문장8(골반): 골반은 와인잔 바닥처럼 늘 조용히 흔들립니다	72
기적의 문장9(다리): 모래시계 속 모래가 다리를 타고 똑바로 떨어집니다	76
기적의 문장10(전신): 날숨에 몸이 이완되고 들숨에 척주가 세워집니다	84
자세 유지 기능을 극대화하는 '인사호흡법'	87
시선, 척주, 중심	93
생생 경험담2. "엄마, 요즘 새우등이 엄청 심해졌네."	98

인생을 바꾸는 기적의 문장 완벽하게 활용하는 법

애쓰지 않기! 자세는 힘을 뺄수록 나아진다	104
1분이면 가능! 생활 습관으로 실천하기	106
순식간에 가능! 위기의 순간에도 곧바로 회복하기	108
상황별 기적의 문장 활용법	110
쉽게 피로하지 않은 몸으로 바뀐다	116
허리, 어깨, 목, 무릎… 관절 이상을 말끔히 해소한다	117
우울증이나 울적한 상태에서 벗어난다	118
호흡이 깊고 편안해져 호흡기 증상이 해소된다	119
혈압이 안정되어 관련 질환을 예방한다	120
면역력 향상으로 감염병을 예방한다	122
두통, 변비, 거친 피부, 부종… 신체 이상을 개선한다	123
불룩 나온 배가 저절로 들어간다	125
자연스러운 아름다움과 젊음을 되찾는다	127
생생 경험담 3. "걷지 못할 정도로 심하던 요통이 사라졌어요!"	129

몸과 마음을 굳게 하지 않는 삶의 방식

쓸데없는 생각을 떨치고 '지금, 여기'로 되돌아오기	134
올바름이 아닌 용이함과 편안함에 주목하자	136
흔들림의 필요성	139
생생 경험담 4. "아름다움을 되찾아가는 모습에 감탄했습니다."	141

에필로그	142

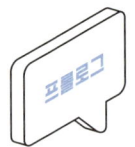

 이 책은 '한 문장'으로 자세를 바르게 만드는 책입니다. 기적 같죠? 남녀노소 누구나 자세가 바르지 않으면 스스로 신경쓰이고, 남들이 보기에도 어딘가 불편하기 마련입니다. 저도 예전엔 지적받아 여러 번 고치려고 노력했습니다.

 하지만 주변에서 시키는 방법대로 해서는 나아지지 않았습니다. 아무리 애써도 바른 자세를 유지할 수 있는 시간은 딱 10분 정도였고, 금방 평소의 자세로 돌아오곤 했습니다. 오히려 자세가 더 무너져버리는 악순환이 반복됐죠.

 무엇이 잘못됐던 걸까요? 우선 그 원인부터 제대로 알아야 합니다. 여러 가지가 있겠지만, 제 답은 분명합니다. 스스로 무의식중에 심신을 긴장시켜 몸을 굳게 했기 때문입니다. '심신의 긴장'이 잘못된 자세의 근본적 원인인데, 더욱 긴장시켜 바른 자세를 만들려고 하니 심해진 거죠. 다시 말해 역효과만 불러온 셈입니다. 그렇게 만들어진 자세는 반듯하긴 하지만, 부드럽진 않습니다.

세상에 '바른 자세'를 이야기하는 책은 정말 많습니다. 그리고 대부분 운동이나 스트레칭을 권합니다. 물론 자세를 유지하려면 근육이 필요하니 틀린 말은 아닙니다. 하지만 아주 중요한 관점이 빠져 있습니다. 바로 몸을 '부드럽게' 하는 것입니다.

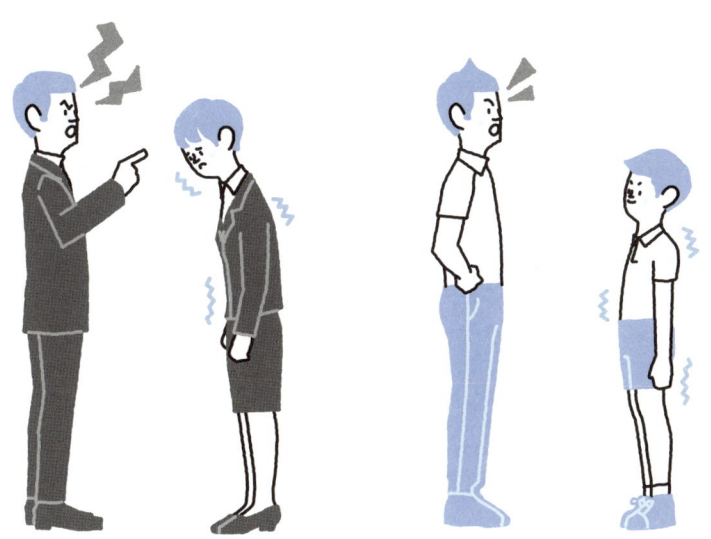

몸을 부드럽게 해야 척주(척추뼈가 서로 연결되어 기둥처럼 이어진 전체)와 체간이 펴져 몸을 반듯하게 지탱할 수 있습니다. '부드럽게'와 '반듯하게'가 공존해야만 비로소 '바른 자세'라고 할 수 있는 거죠. 부연하자면, 체간이란 척추동물의 몸 가운데 중심을 이루는 부분으로, 몸의 밸런스와 맞닿아 있습니다. 흔히 말하는 '코어' 라고 보면 됩니다.

유아기 때부터 자세가 바르지 않은 사람은 없습니다. 주위에서 항상 누군가 보살펴주고, 울기만 하면 대부분 해결해주니까요. 심신을 긴장시킬 필요가 없는 아주 행복한 시기입니다. 그러나 더 성장

살랑살랑

쭈욱

몸을 부드럽게 하면
반듯해진다

하면 유치원이나 초등학교 같은 '사회'로 나가야 합니다. 중고등학생쯤 되면 인간관계에서 생기는 고민도 늘어납니다. 성인이 되면 일과 가정에 대한 책임도 따르죠.

이제 우리는 내키지 않는다고 해서, 걱정거리가 있다고 해서, 어린아이처럼 울고만 있을 수는 없습니다. 그 자리에서 도망치거나 책임을 내던질 수도 없는 노릇이고요. 그럼 어떻게 할까요? 일단 몸을 한껏 경직된 상태로 몰아넣습니다. 어떻게든 그 상황을 이겨내기 위해서 말이죠.

우리는 이런 방법을 몇십 년이나 지속해왔습니다. 즉, '잘못된 자세'는 심신의 긴장이 뒤틀림과 뻣뻣함의 덩어리로 축적된 결과라고 할 수 있습니다. 이 책은 단순히 자세만 바로잡기 위한 것이 아닙니다. 여러분은 이제 심신의 긴장에서 벗어나 놀라울 정도로 편안한 나날을 보내게 될 겁니다.

이제부터 기적의 문장을 소개하려고 합니다. 기적의 문장에는 3가지 이론적 기둥이 있습니다. '알렉산더 테크닉', 서양의학의 '물리치료', 태극권을 수련하며 익힌 '호흡'입니다. 저는 이 3가지 이론을 기반으로 기적의 문장을 개발했습니다. 20년에 걸친 임상 경험과 시행착오를 바탕으로, 곧장 체감할 수 있는 문장만 선별했습니다. 어디서도 볼 수 없는 것이죠.

이야기를 이어가기에 앞서 제 소개부터 하겠습니다. 저는 알렉산더 테크닉Alexander Technique 국제교사로, 임상 현장에 알렉산더 테크닉의 신체 기법을 도입한 물리치료사입니다. 알렉산더 테크닉은 보다 나은 삶을 위해 몸과 마음을 다루는 방법을 배우는 학문입니다. 여기서는 '무의식중에 하게 되는 것을 그만두는, 빼기의 방법'이라고만 해두죠.

최근 의료뿐 아니라 예술 등 다양한 분야에서 폭넓게 활용되고 있습니다. 유럽이나 미국에서는 대학의 커리큘럼에 포함될 정도입니다. 폴 매카트니, 키아누 리브스 같은 유명인들도 배운다고 알려졌죠.

알렉산더 테크닉!

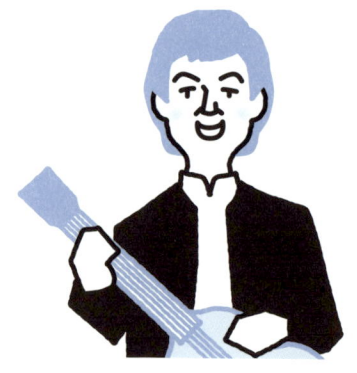
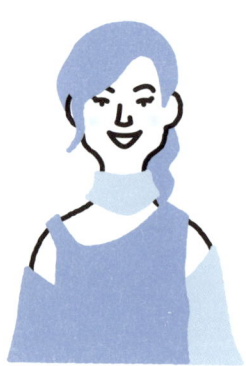

제가 치료했던 환자 중에는 대학병원이 포기할 정도로 심한 요통을 앓고 있거나, 긴 세월 원인 모를 통증에 시달려온 분이 많습니다. 또 합병증으로 우울증을 겪는 분, 교통사고 후유증으로 고생하고 있는 분도 있습니다. 모두 일반적인 치료로는 차도가 없어 이 병원 저 병원 옮겨 다니던 분들이었죠.

그런데 놀랍게도 이 환자들에게는 공통점이 있었습니다. '자세'가 바르지 않았던 겁니다. 자세가 바르지 않으면 몸의 하중 균형이 무너지고 관절과 근육 기능이 저하돼 장기, 신경, 혈관을 압박합니다.

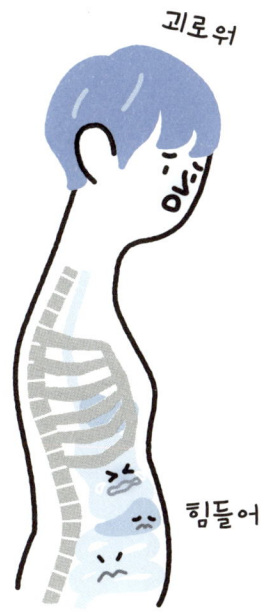

여러분 중에서도 평소 어깨결림, 목 통증, 두통, 피로, 요통 등에 시달리는 분이 많겠죠. 또 부정맥, 호흡곤란, 가슴압박증상, 손 저림, 불면증, 부종, 혈액순환 장애, 불안, 변비, 위장 장애 등을 겪는 분들도 계실 겁니다.

자세가 이러한 거의 모든 신체질환에 영향을 주고 있다면 믿으시겠습니까? 선뜻 동의하지 않는 분도 계실 겁니다. 하지만 실제로 지금까지 제가 재활치료를 담당한 환자 중에는 거북목이나 새우등 때문에 생긴 만성통증이 우울증으로 이어지거나, 장기를 압박하여 호흡기와 순환기 질환을 유발한 사례가 흔합니다. **바꿔 말하면 자세만 바로잡으면 전부 개선될 수 있다는 얘깁니다. 잘못된 자세의 원인은 대부분 긴장이기 때문입니다.**

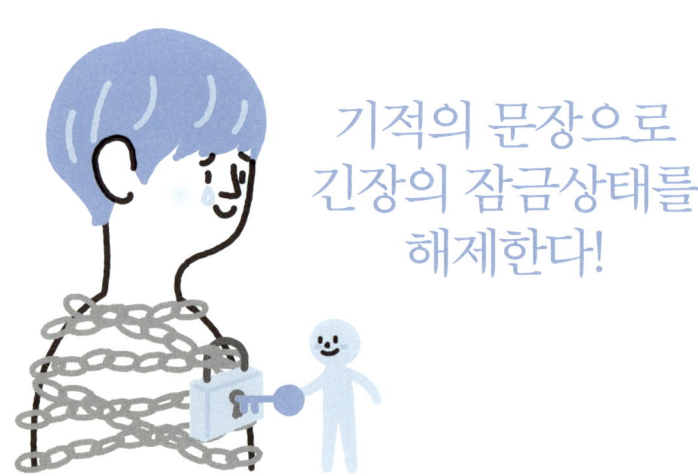

기적의 문장으로
긴장의 잠금상태를
해제한다!

이러한 긴장의 잠금상태는 노력만으로 열 수 없습니다. 몇십 년씩 지속된 긴장 상태는 마치 몸 여기저기를 사슬로 칭칭 감아 자물쇠 채운 모습과 다름없기 때문입니다. 본래 노력은 심신에 경직을 일으키는 방향성의 접근이니까요. 오히려 잠금상태를 견고하게 만듭니다.

하지만 기적의 문장은 긴장의 잠금상태를 하나씩 열어갑니다. 이때 노력과는 정반대의 접근법을 취해야 합니다. 기적의 문장으로 연상되는 이미지와 그 이미지가 불러일으키는 '덩어리가 녹아내려 퍼져나가는' 감각적 체험은, 긴장에 흔들림을 끌어들여 안에서부터 잠금상태를 열어나갑니다. 그리고 '부드럽게'와 '반듯하게'가 양립하는 자세를 내 것이 되도록 도와줍니다.

> **개선율 94%! '기적의 문장'의 놀라운 힘**

저는 현재 독립 후 레슨 스튜디오를 열어 개인 맞춤형 수업을 진행하고 있습니다. 자만하는 것은 아니지만, **제 수업에 참여하면 대부분 고민을 말끔히 해소할 수 있습니다. 무려 단 1번의 수업으로 그 자리에서 새우등을 교정한 환자도 있습니다.**

하지만 누구나 제가 있는 곳까지 오실 수 있는 상황은 아닐 겁니다. 그래서 '효과 좋은 기적의 문장을 정리한 셀프케어 책'을 출판하기로 했습니다. 더 많은 분들에게 도움을 드리고 싶어서요. 노력과 의지는 필요하지 않습니다. 당연히 스트레칭이나 운동도 필요 없습니다. 오히려 그런 '애쓰기'가 여러분의 자세를 망치고 있을 확률이 높습니다.

지금까지 임상 현장과 개인 맞춤형 수업에서 기적의 문장을 사용하면서, 환자들의 극적인 변화를 수도 없이 목격했습니다. 입소문으로 이미 환자가 너무 많아 데이터 취합의 필요성을 느끼지 못할 정도였죠. 이번 출판을 계기로 기적의 문장이 가져오는 효과를 검증해보기로 했습니다.

자세가 좋고 나쁨의 구분은 의외로 쉽지 않아서 겉모습에 의존할 수밖에 없습니다. 먼저 바른 자세는 '몸의 중심선이 일직선으로 (지면과 수직으로) 놓인 자세'로 정의했습니다. 중심선은 오른쪽 그림처럼 바로 옆에서 볼 때 'A: 귓구멍(환추후두관절 부근)', 'B: 어깨 끝(흉추 2번 부근)', 'C: 고관절', 'D: 바깥복사뼈'를 연결한 4개의 점을 말합니다.

이 중심선의 '직선AB와 직선BC가 교차하는 각도b'와 '직선BC와 직선CD가 교차하는 각도c'의 합이 작을수록 '자세가 바른 것, 클수록 자세가 바르지 않은 것'으로 기준을 세웠습니다.

확실한 것은 자세를 바르게 하려고 무리하게 가슴을 펴거나 젖히면 오히려 수치가 올라간다는 점입니다. 즉 '반듯하게'만 추구해서는 만족스러운 점수가 나오지 않습니다. '부드럽게'가 갖추어져야 비로소 바른 자세가 됩니다.

진정한 바른 자세란 '골격이 일직선으로 놓여 있어 뼈대로 선 자세'입니다. 큰 근육으로 고정하는 작용이 필요하지 않아 아름다움은 물론 쉽게 피로하지 않고, 움직임이 편하다는 특징이 있습니다.

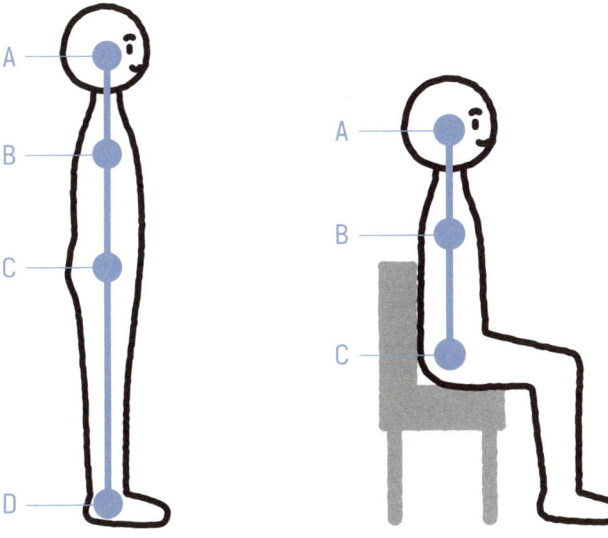

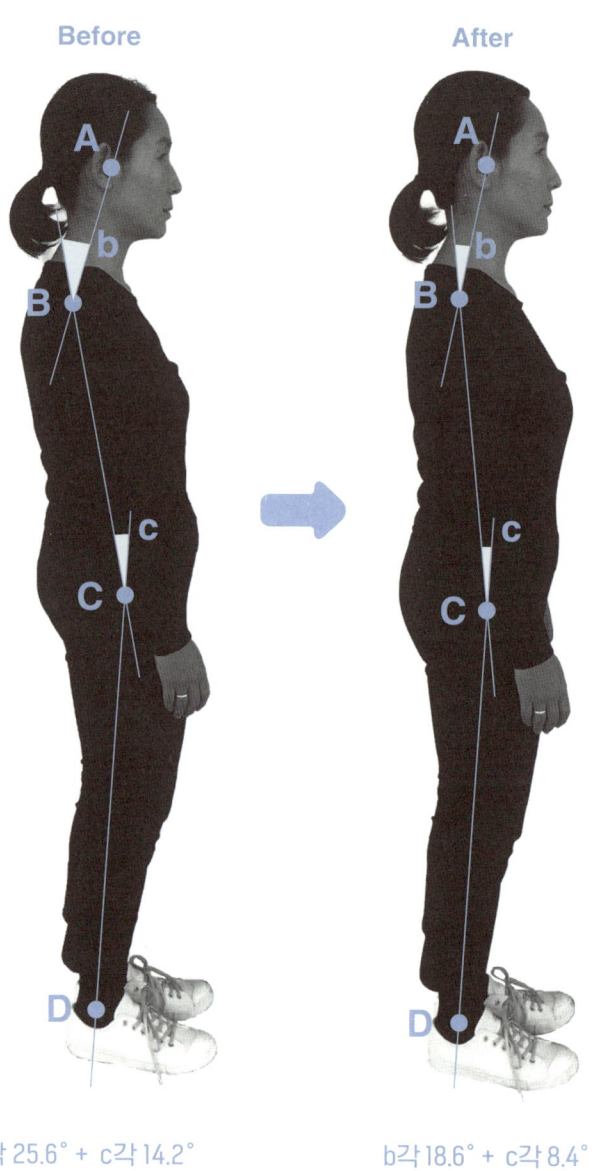

b각 25.6° + c각 14.2°
= 39.8점

b각 18.6° + c각 8.4°
= 27.0점

프롤로그

중심선을 연결하는 4개의 점

A 귓구멍(환추후두관절 부근)

B 어깨 끝(흉추 2번 부근)

C 고관절

D 바깥복사뼈

계측 방법

1 옆모습 사진을 찍는다.

2 A~D까지 4개의 점을 붙이고 직선으로 연결한다.

3 '직선AB와 직선BC가 교차하는 각도b'와 '직선BC와 직선CD가 교차하는 각도c'의 합을 계산한다.

4 기적의 문장을 말하기 전과 후의 수치를 비교한다.

• 본 조사는 디지털 각도계를 이용하여 측정하였음

'기적의 문장' 효과 검증 결과

	연령 · 성별	전	후	변화
A	40대 여성	38 (20+18)	29 (16+13)	○
B	60대 여성	43 (25+18)	40 (24+16)	○
C	60대 여성	41.5 (25.5+16)	36.5 (22+14.5)	○
D	50대 여성	63 (40+23)	50 (29+21)	○
E	70대 여성	48.5 (30+18.5)	40.5 (26+14.5)	○
F	50대 여성	52.5 (34.5+18)	50 (30+20)	○
G	70대 여성	48.5 (33.5+15)	53 (35+18)	×
H	30대 여성	47 (30+17)	44 (28+16)	○
I	50대 여성	14.5 (11.5+3)	8 (3+5)	○
J	50대 여성	36 (23.5+12.5)	21 (10+11)	○
K	40대 여성	40.5 (26.5+14)	31.5 (16.5+15)	○
L	50대 여성	36.5 (24+12.5)	28.5 (15.5+13)	○
M	40대 여성	38 (24+14)	26.5 (15+11.5)	○
N	30대 여성	34.5 (18.5+16)	27.5 (14+13.5)	○
O	50대 여성	39.5 (22.5+17)	26.5 (15+11.5)	○
P	30대 여성	50.5 (35+15.5)	33.5 (20+13.5)	○

16명 중 15명 자세 개선 (약 94%)

검증 방법은 피실험자가 기적의 문장을 말하기 전과 후의 수치를 비교하여, 감소했을 경우 효과가 있다고 판단했습니다. 그 결과 16명 중 15명이 개선됐고 개선율은 약 94%에 달했습니다.

예상한 결과에 매우 근접한 수치입니다. 기적의 문장은 거의 모든 분에게 긍정적인 변화를 가져다 주었습니다. 하지만 개선되지 않은 분이 계신 것도 사실입니다. 아마 자세를 더 바르게 하려고 무의식중에 애쓰지 않았나 싶습니다.

기적의 문장으로 자세를 개선하려면, '몸에 힘을 빼고 부드럽게 하면 자세가 반듯해진다.'라는 원칙을 반드시 이해하셔야 합니다. 아무래도 표본조사가 이루어진 시간이 한정되다 보니, 그 원칙을 오해 없이 전달하지 못한 것 같습니다.

하지만 이 책을 읽고 계신 여러분은 상황이 훨씬 유리합니다. 기적의 문장의 기본 개념을 체계적으로 정리하여, 이 책을 읽는 동안 '아름답고', '쉽게 피로하지 않으며', '움직임이 편한' 자세가 될 수 있도록 구성했거든요.

정말로 운동이나 스트레칭 없이 순식간에 자세를 바꿀 수 있습니다. 기적의 문장이 불러일으키는 이미지와 감각적 체험으로 몸의 긴장을 풀어가면 됩니다. '노력'할 필요 없습니다. 자세를 바르게 하려면 절대로 해서는 안 되는 것이 바로 '애쓰기'입니다.

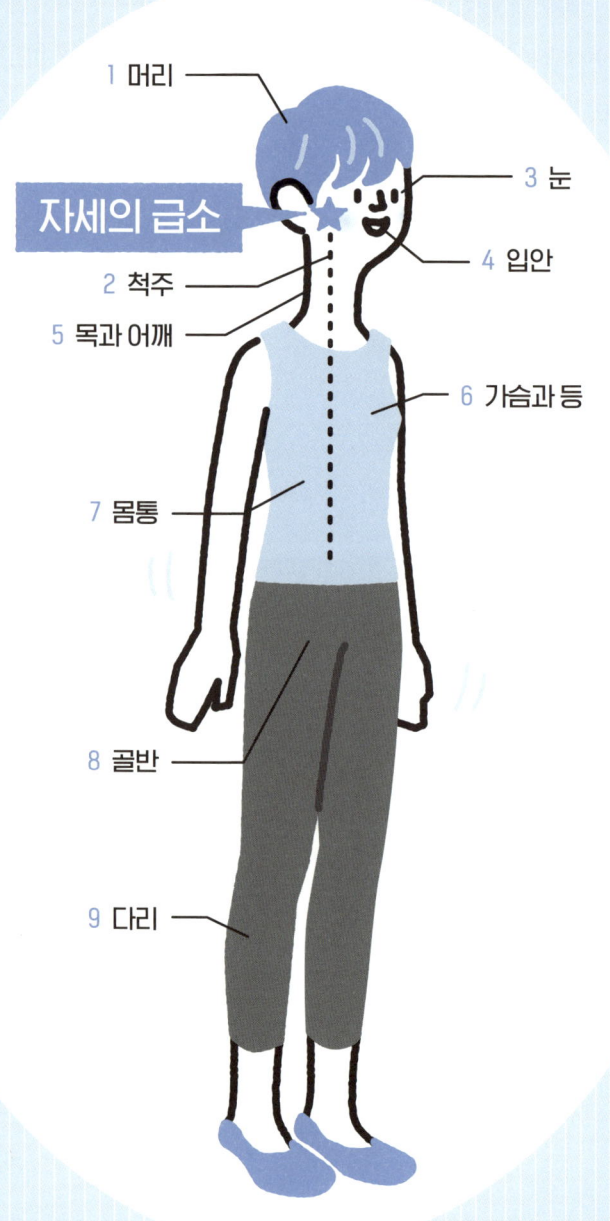

오히려 몸을 굳게 만드니까요. 하지만 기적의 문장은 몸에 부담 주지 않으며 힘들지 않습니다. 그래서 아름답고, 쉽게 피로하지 않으며, 움직임이 편한 이상적인 자세가 되는 것입니다.

애쓰지 않고, 별다른 준비 없이, 아무것도 하지 않고, 편안하게 그저 말하기만 하면 됩니다. 놀라울 정도로 편하고 간단하죠. 이처럼 편하고 간단하기 때문에, '부드럽게' 흔들리면서 '반듯하게' 뼈대

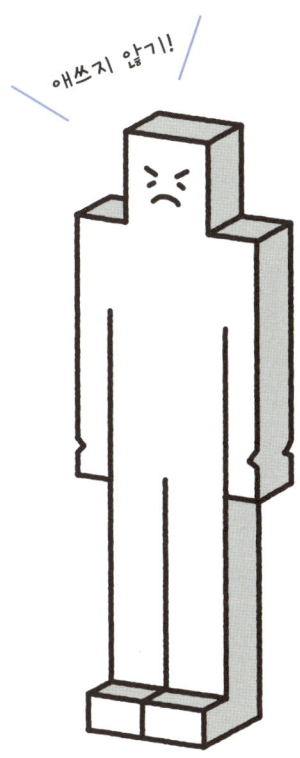

로 서는 이상적인 자세가 될 수 있습니다. 만사 귀찮은 분에게 적합하겠네요. 또한 자신도 모르게 너무 애쓰는 분에게는 지치지 않는 방식으로 삶을 전환하는 계기가 될 것입니다.

진정한 바른 자세는 애쓰지 않아야만 내 것이 될 수 있습니다. 당장 애쓰기를 멈추세요. 그러면 '부드럽게'와 '반듯하게'가 공존하고 아름답고, 쉽게 피로하지 않으며, 움직임이 편한 바른 자세의 조건을 여러분의 것으로 만들 수 있습니다. 지금부터 바른 자세와 함께 인생을 보다 쾌적하고 알차게 바꿔나갑시다. 노력이 필요 없는 새로운 세계로 오신 것을 환영합니다!

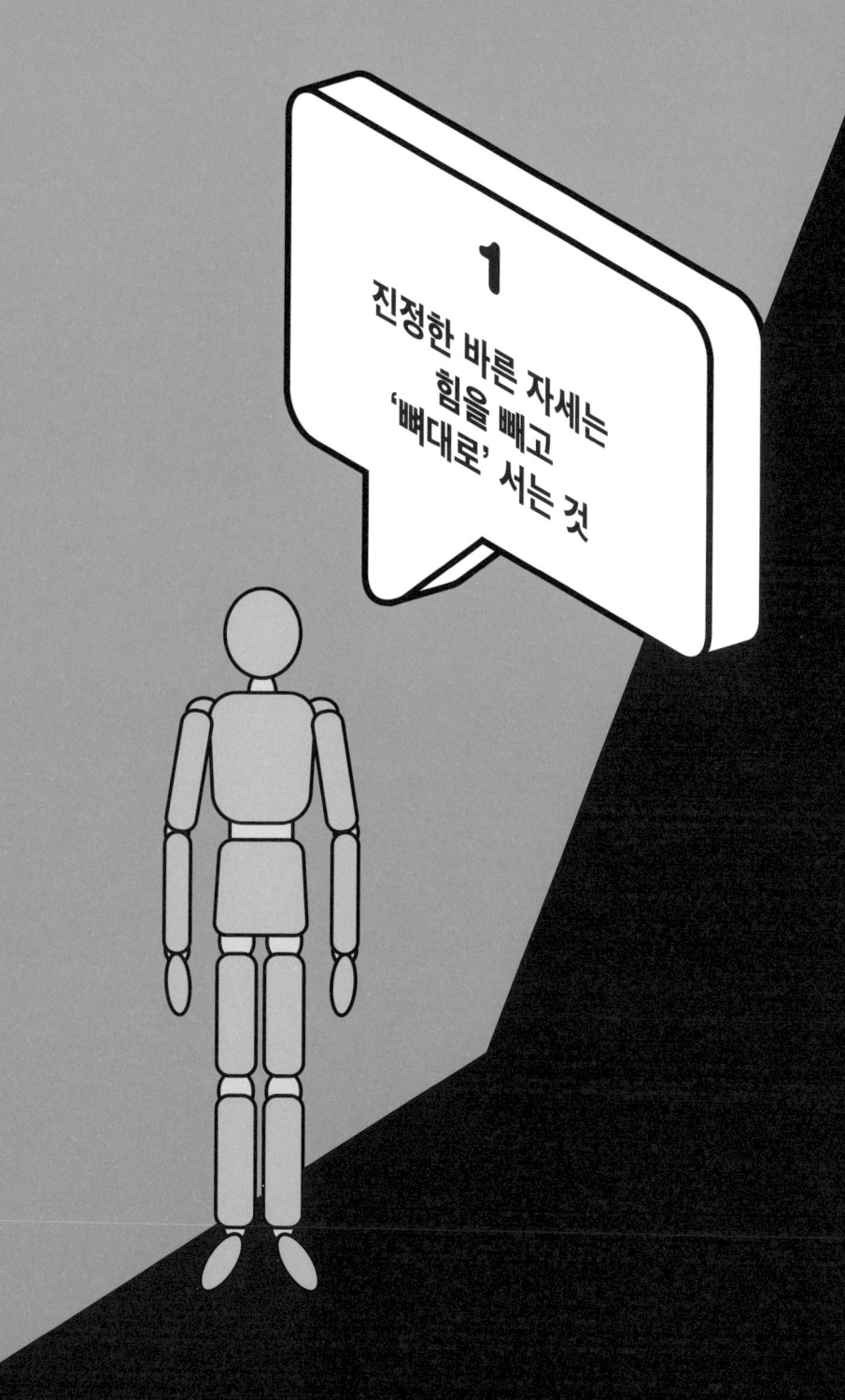

● 이 책은 '바른 자세'를 위한 책입니다. 그러니 이 책을 손에 들었다면 분명 자세를 바르게 하고 싶은 분이겠죠. 먼저, 자세가 아름다운 유명인을 떠올려보세요. 현대인들은 대부분 자세가 바르지 못한 편이라 바로 떠오르는 사람이 없을 수도 있습니다. 그래도 한번 생각해보길 바랍니다.

저는 일본인이라면 누구나 인정하는 사람이 생각납니다. 바로 피겨스케이팅 하뉴 유즈루 선수입니다. 머릿속에 하뉴 선수의 화려한 스케이팅 무대를 떠올려보세요. 무척 아름답죠. 그중에서도 하뉴 선수가 서 있는 자세를 주목했으면 합니다.

그 모습은 아름다울 뿐만 아니라, 어떤 상황에서도 민첩하고 유연하게 움직일 것 같은 분위기를 자아냅니다. 이렇듯 진정한 바른 자세는 아름답기만 해서는 안 됩니다. '아름답다.', '쉽게 피로하지 않다.', '움직임이 편하다.' 이 3가지 조건을 모두 충족해야 합니다. 하뉴 선수는 이 3가지 조건을 완벽하게 갖추고 있죠.

그중에서도 '쉽게 피로하지 않다.'와 '움직임이 편하다.'를 강조하고 싶네요. 하뉴 선수는 몸에 불필요한 힘이 들어가지 않고 자연스럽게 힘을 빼고 있습니다. 언뜻 봐도 굉장히 편하게 서 있는 것처럼 보이지 않나요?

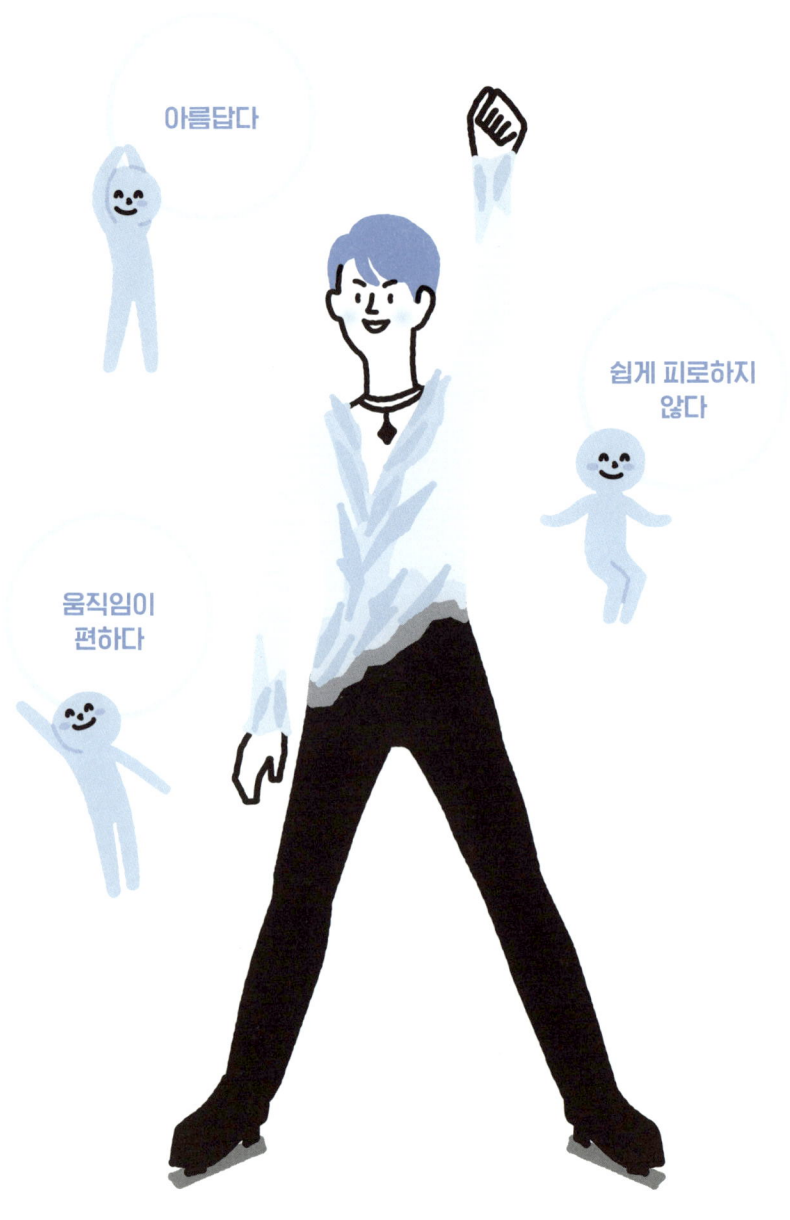

1 진정한 바른 자세는 힘을 빼고 '뼈대로' 서는 것

바로 몸의 겉근육 Outer muscle에 의존하지 않고 척주와 체간, 즉 몸의 속근육 Inner muscle으로 서 있기 때문입니다. 몸 중심에 코어가 바로 잡혀 있으면 힘을 빼고 있어도 바르게 설 수 있습니다. 또한 머리부터 발끝까지 하중 균형이 골고루 분산되어 어깨, 허리, 무릎 등 신체 각 부분의 관절과 근육에도 부담을 주지 않습니다. 이런 자세라면 무게나 스트레스를 거의 느끼지 않으면서, 마치 날개라도 단 듯 자유롭게 몸을 움직일 수 있겠죠.

무의식중에 일어나는 긴장이 자세를 무너뜨린다

안타깝게도 우리는 이 조건들과는 거리가 멉니다. 현대인에게 흔히 볼 수 있는 거북목 같은 증상은 선천적인 게 아닙니다. 누구나 어린 시절에는 별다른 노력 없이도 자세가 바르고 자연스러웠습니다.

그런데 지금은 **왜 자세가 무너졌을까요? 가장 큰 원인은 무의식중에 일어나는 근육 긴장입니다.** 스스로 깨닫지 못하지만, 누구나 습관처럼 특정 근육을 긴장시킵니다. 소파에 앉아 쉬고 있을 때도 허리 근육이나 등 근육을 긴장시킵니다. 정신적인 요인이 근육 긴장으로 이어지기도 하죠.

예를 들어 엄격한 아버지 밑에서 자란 사람은 사회에 나가서도 '아버지와 비슷한 유형의 사람'을 마주하면 무의식중에 긴장하게 됩니다. 어려운 상대와 대화할 때 방어적인 자세를 취하거나, 긴장하면 몸을 웅크리는 습관을 지닌 사람도 적지 않습니다. 여러분 중에도 공감하는 분이 많겠죠.

우리는 불안감이나 압박감을 느끼면 어떻게든 안정을 찾으려고 합니다. 자신의 몸을 지탱하고 안정을 찾으려고 근육을 긴장시키는 거죠. 이러한 긴장감이 오히려 불안정을 초래하는데도 말입니다.

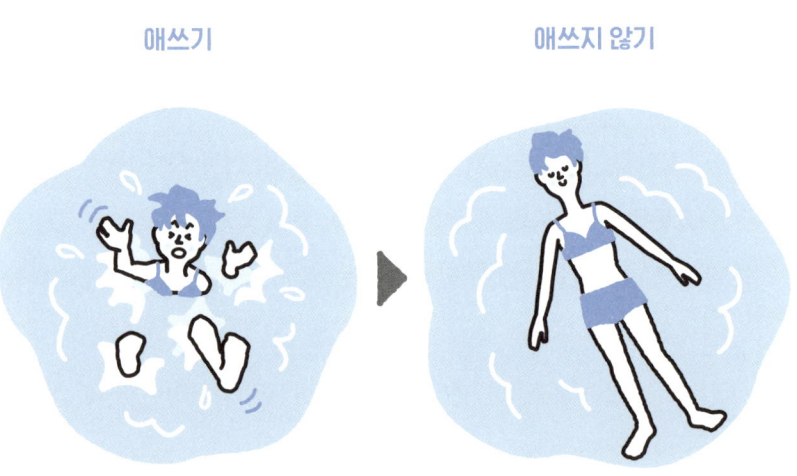

1　진정한 바른 자세는 힘을 빼고 '뼈대로' 서는 것

마치 바다에 빠지기 직전의 상황과 비슷합니다. '어쩌지, 이러다 빠지겠어!'라고 생각한 순간 죽을힘을 다해 버둥거리면 몸은 더 가라앉습니다. 애쓸수록 의도치 않은 방향으로 흘러가는 것이죠. 반대로 발버둥 치지 않고 물 위에 몸을 둥둥 띄우면 어떨까요? 체력만 유지한다면 무사히 구조될 가능성이 큽니다.

하뉴 선수도 올림픽처럼 큰 무대일수록 의도적으로 몸에 힘을 빼는 것처럼 보입니다(정말 그런지 언젠가 직접 물어보고 싶군요). 메달이 걸린 중요한 경기에서 날개라도 단 듯 아이스링크 위를 누비는 모습을 여러분도 봤을 겁니다. 하지만 우리는 운동선수가 아니죠. 중요한 때일수록 긴장하는 게 당연합니다.

이런 습관을 고치려면 어떻게 하면 좋을까요? 해답은 저의 전문 분야인 알렉산더 테크닉에 있습니다. **알렉산더 테크닉은 '의도하지 않았는데 무의식중에 하게 되는 것'을 그만둠으로써 근육 긴장에서 벗어나도록 하는 접근법입니다.**

아름답고, 쉽게 피로하지 않으며, 움직임이 편한 자세가 되려면 우선 잘못된 고정관념을 버려야 합니다. 구체적으로 다음 2가지를 염두에 두고 생각을 바꿔나갑시다. **'자세를 바르게 하고 싶을 때일수록 힘을 뺀다.', '불안감이나 압박감을 느낀 때일수록 힘을 뺀다.'**

평소 여러분에게 익숙한 방식과 반대라고 느꼈죠? "자세를 바르게 하라."는 말을 들으면 일부러 힘을 들여 가슴을 폈을 겁니다.

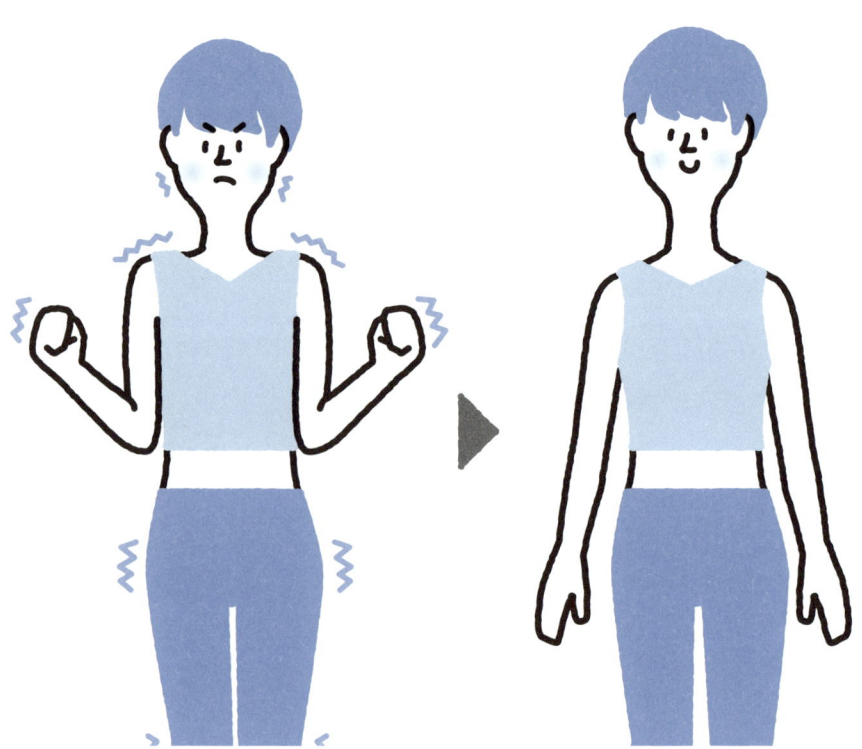

1 진정한 바른 자세는 힘을 빼고 '뼈대로' 서는 것

위기 상황에서는 몸이 경직되어 움츠러들기도 했겠죠. 제가 드리는 답은 정확히 그 '반대'로 해야 한다는 겁니다.

자세에 '흔들림'이 있어야 뼈대가 바로 선다

힘을 빼면 된다지만, 실제로 어떻게 해야 하는지 이해가 안 될 겁니다. 그야 아무도 알려주지 않았으니 당연합니다. 가령 '힘을 빼야지.' 하고 애쓰면 오히려 그 노력 때문에 근육이 더 뻣뻣해지죠. 대부분 여기서 '힘 빼기'의 난관에 부딪힙니다. 하지만 괜찮습니다. 안심하세요. 이 책에 그 정답이 제시되어 있거든요.

답은 바로 '흔들림'입니다. 흔들림은 늘 흘러가는 모양을 하고 있습니다. 굳어지는 모양과는 정반대의 상태죠. 그 흐름에 몸을 맡기면 일렁이는 파도에 떠 있는 것처럼 불필요한 힘이 빠져나갑니다. 몸이 긴장에서 벗어나 자연스럽게 바른 자세가 되는 것이죠.

여러분은 흔들림이라는 단어에 어떤 이미지가 연상되나요? "마음이 흔들린다."는 말은 망설임이나 동요가 생겼다는 의미고, "기둥이 흔들린다."는 말은 중심적 지주가 위태로움을 나타냅니다.

그래서 '흔들림' 하면 '불안정' 같은 부정적 이미지가 연상되는 분도 많겠죠. 하지만 저는 흔들리고 있어야 안정된 힘을 가져다준다는 긍정적 이미지가 연상됩니다. 모름지기 사람의 자세는 살며시 흔들리고 있어야 코어가 제대로 잡히기 때문입니다.

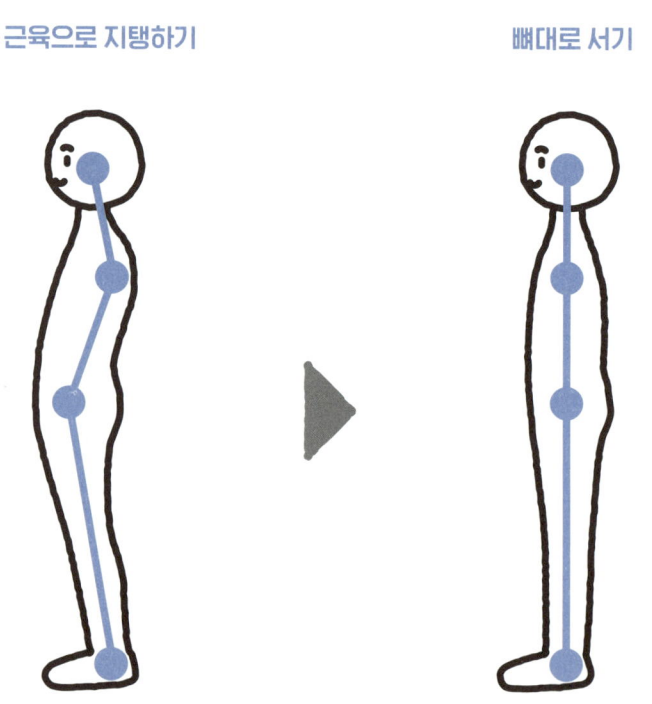

1 진정한 바른 자세는 힘을 빼고 '뼈대로' 서는 것

대체 어떤 느낌을 말하는 걸까요? 이해를 돕기 위해 예시를 하나 들겠습니다. 머릿속에 짐볼을 떠올려보세요. 운동할 때 자주 쓰는 큰 공 말입니다. 짐볼에 앉아 있으면 앞뒤, 양옆으로 몸이 흔들흔들 미세하게 흔들립니다. 몸이 흔들리고 있으면 몸을 긴장시킬 수 없습니다. 근육이 경직되면 자세가 흐트러지기 때문이죠.

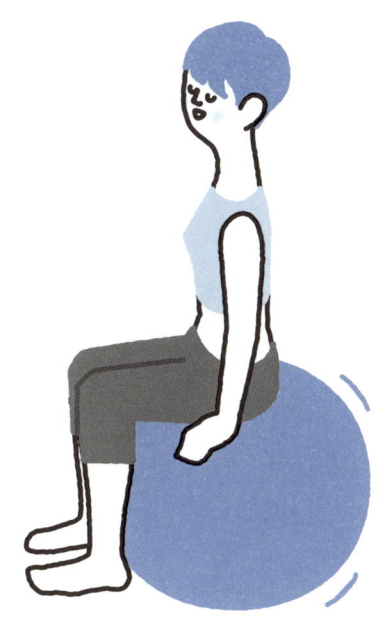

이때 몸은 불안정 속에서 균형을 잡으려고 무의식중에 속근육을 바짝 세워 자세를 유지하려고 합니다. 즉 자세에 흔들림이 있으면 '뼈대로 자세 잡기'가 가능해지는 겁니다.

뼈대로 몸을 지탱할 수 있으면 겉근육으로 몸을 지탱할 필요가 없어 피로하지 않습니다. 아름답고, 쉽게 피로하지 않으며, 움직임이 편한 자세가 되려면 반드시 흔들림과 뼈대로 자세를 잡는 탄탄한 코어가 있어야 합니다.

기적의 문장으로 경직된 곳을 풀어준다

뇌는 여러분의 생각보다 훨씬 더 유연합니다. 생각하는 이미지를 열심히 실현하려고 하죠. 이미지는 감각적 체험을 불러일으키고, 실제로 존재하는 것처럼 느끼게 합니다. 그 실현 과정에서 몸의 경직된 곳이 흔들리는 원리입니다.

예를 들어 볼까요? 레몬 먹는 모습을 떠올려보세요. 자연스럽게 입가 근육이 긴장되면서 타액이 분비되지 않나요? 실제로 레몬을 먹지 않고도 상상만으로 뇌가 착각을 일으킨 겁니다.

기적의 문장은 이러한 원리를 자세에 응용합니다. 일반적으로 자세와 동떨어진 생소한 이미지가 연상되는 문장도 있는데, 이건 어디까지나 의도한 것입니다. 의외성과 놀라움의 힘을 빌려 평소 습관에서 자연스럽게 벗어날 수 있도록 문장을 구성했습니다.

구체적인 방법은 다음 장에서부터 설명하려고 합니다. 부디 요령을 파악해 긴장에서 벗어나 뼈대로 서는 감각을 터득하시길 바랍니다. 나아가 무너진 자세는 물론이고 다양한 질환에 얽힌 증상을 개선하게 될 겁니다.

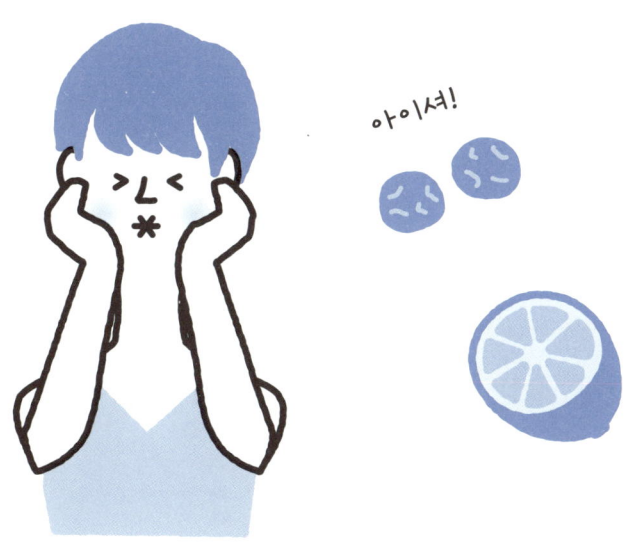

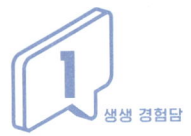

"등이 쫙 펴졌네! 다른 사람인 줄 알았어!"

스스로 새우등이라는 건 아주 예전부터 알고 있었습니다. 학창 시절 친구들에게 '새우등'이라고 놀림 받았거든요. 그때부터 몇십 년이나 자세를 고치려고 시도했습니다. 하지만 아무리 바른 자세를 하려 애써도, 저도 모르게 원래 상태로 돌아오니 어쩔 수 없는 일이라 체념하고 살았죠.

그러던 중 오하시 선생님의 수업을 듣게 됐습니다. 정말 기적처럼, 문장을 배우자마자 등줄기가 펴지면서 몸이 가벼워졌습니다. 불면증을 늘 달고 살았는데, 몇 년 만에 깊이 잠들었습니다.

며칠 전 오랜만에 만난 친구는 "등이 쫙 펴졌네! 다른 사람인 줄 알았어!"라고 놀라더군요. 여태껏 새우등 때문에 고민하며 살아온 시간이 바보같이 느껴질 정도입니다. 저는 물론 남편, 친구들까지 모두 감탄하고 있습니다.

- F씨(64세, 주부)

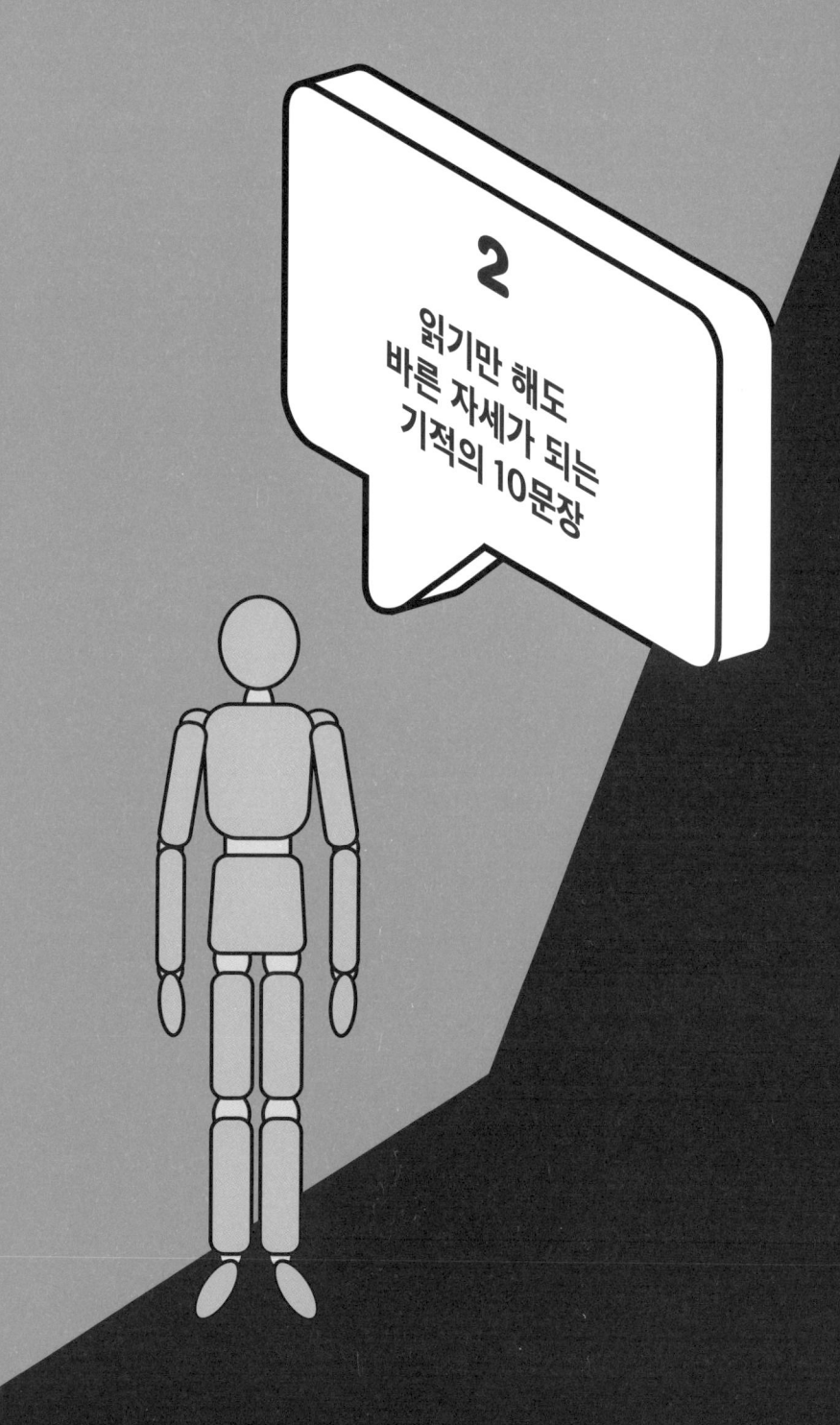

● 드디어 '기적의 문장'을 소개합니다. 편안한 마음으로 문장을 읽어 보세요. 소리 내지 않아도 괜찮습니다(물론 소리 내어 읽어도 됩니다). 문장을 읽으면 긴장이 풀리면서 척주가 쭉 펴지는 느낌이 들 겁니다.

언제 어디서나 어떤 자세로도 괜찮습니다. 서 있든, 앉아 있든, 걷고 있든, 업무 중이든, 집안일 중이든 상관없습니다. 본디 자세란 항상 움직임 속에 있는 거니까요. 그저 일상 속에서 부드럽고 편안하게 흔들림을 유지하는 것이 중요합니다.

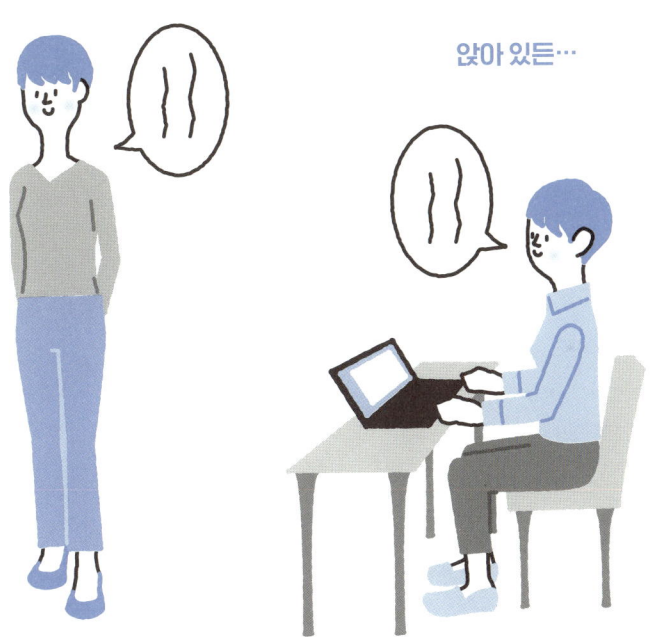

> ## '자세의 급소'를 공략하라

　무슨 일이든 이것만 공략하면 성공하는 필살기가 있습니다. 예를 들어 영업사원이 계약을 따내려면 결재권을 가진 상사를 설득하면 됩니다. 학생은 교과서 위주로 '성실하게' 공부하면 되겠죠. 이 책에서는 그 지점을 '자세의 급소'라고 부르겠습니다.

　자세의 급소는 이 책에서 가장 중요시하는 곳이며, 전문 용어로 환추후두관절이라고 합니다. 이 부분이 긴장하지 않고 자유로워야 흩어져 있던 머리, 목, 근육, 척주 등이 하나로 연결되어 편안하게 뼈대로 설 수 있게 됩니다.

　자세의 급소가 살며시 흔들리면 몸 전체도 부드럽게 흔들립니다. 마찬가지로 몸 전체가 부드럽게 흔들리면 자세의 급소도 살며시 흔들리겠죠. 그만큼 척주와 머리의 균형이 중요합니다. 저는 여러분이 제 방식을 자유로운 발상으로 체험하길 바랍니다. 그러니 해부학적 지식 같은 것에 구애받고 싶진 않습니다만, 자세의 급소가 어디에 있는지 확인은 해두길 바랍니다.

　여기서 말하는 자세의 급소는 '양쪽 귓구멍을 연결한 라인'과 '코끝과 뒤통수가 가장 튀어나온 지점을 연결한 라인'이 교차하는 접점입니다. 두개골이 척주 위에 올려진 곳이죠.

잘 그려지지 않는다면, 광대뼈 밑부분의 가장자리에서 귓구멍 방향으로 4cm 정도의 위치를 눌러보세요. 익숙해질 때까지(특히 문장 1번과 2번) 이 부분을 손가락으로 지그시 누르면서 말하기를 추천합니다. 물론 익숙해지면 누르지 않고도 할 수 있습니다. 그럼 이제 정말로, 기적의 문장을 소개하겠습니다.

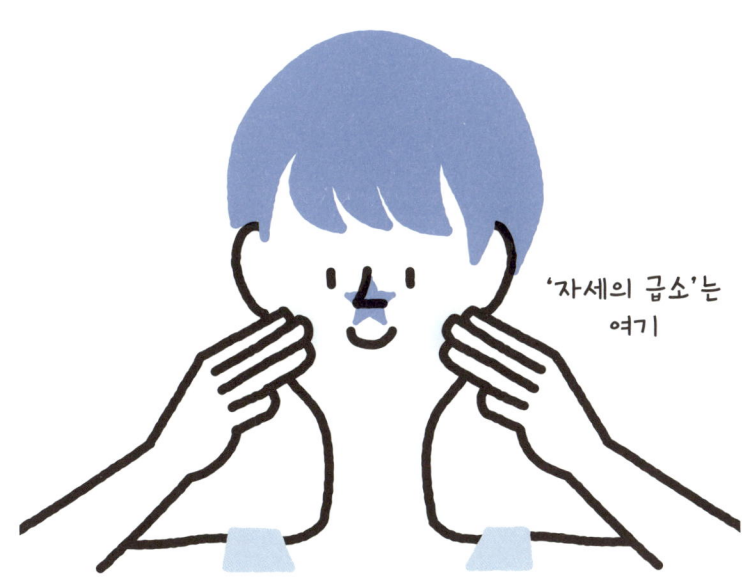

'자세의 급소'는 여기

기적의 문장 1

머리

머릿속에서
조각배가
조용히 흔들립니다

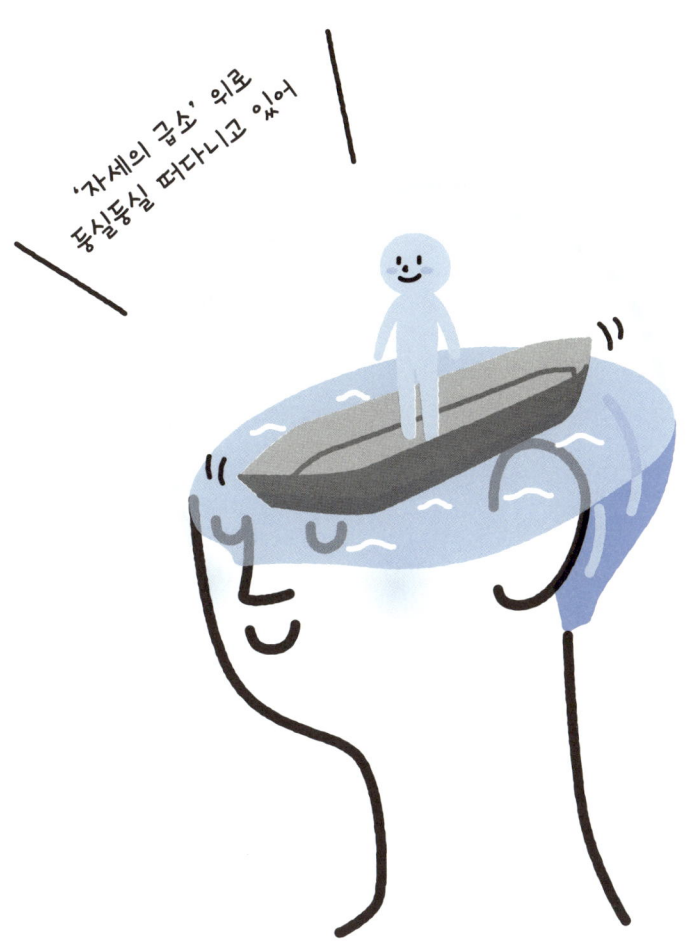

'자세의 급소' 위로 둥실둥실 떠다니고 있어

자세 이외에 개선할 수 있는 증상
- 두통
- 눈의 피로
- 표정 근육의 긴장
- 턱 긴장
- 삼키는 힘의 저하
- 코막힘

현대인이 겪는 대부분의 신체질환은 '무거운 머리'를 지탱하지 못해서 생깁니다. 머리는 보통 몸무게의 10% 정도를 차지하니, 몸무게가 50kg이라면 대략 5kg이나 되는 거죠. 애당초 머리는 근육으로 지탱할 수 있는 무게가 아닌 셈입니다.

그런데 현대인의 대부분은 목이나 등 근육으로 머리를 고정하려 합니다. 게다가 머리는 자신도 모르는 사이에 긴장하기 아주 쉬운 부위입니다. 보통 고민거리를 생각하거나, 하기 싫은 일을 마주할 때 미간을 찌푸리며 머리에 긴장을 주곤 하죠. 심지어 어떨 때는 이를 너무 꽉 깨물어 진이 빠지기까지 합니다.

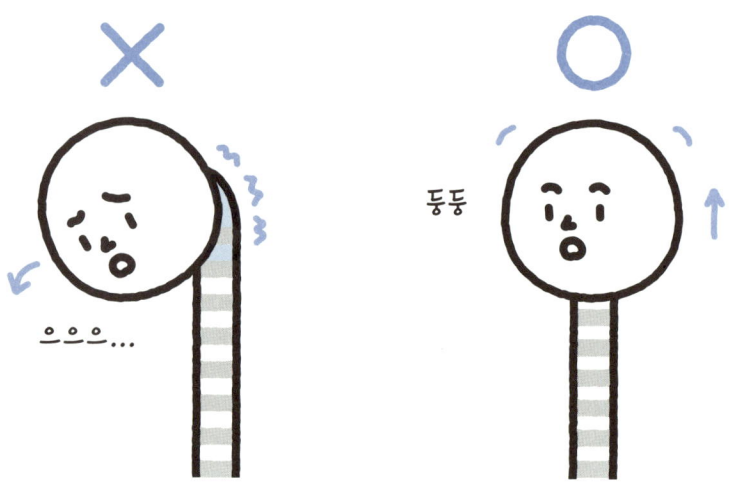

그럼 어떻게 하면 될까요? 방법은 아주 간단합니다. 자세의 급소 위에 호수를 만들어보세요. 그리고 그 위로 조각배가 흔들흔들 잔물결에 떠다닌다고 상상하는 겁니다. **머리가 둥둥 뜬 것 같은 기분이 들면 자연스럽게 목 근육이 풀어지고 머리가 척주 위로 곧게 올라갑니다.** 느껴지나요? 이제 머리 무게에서 벗어나, 아무것도 하지 않아도 척주와 자세가 자연스럽게 펴집니다.

기적의 문장 2

척주

척주가 사슬처럼 흔들립니다

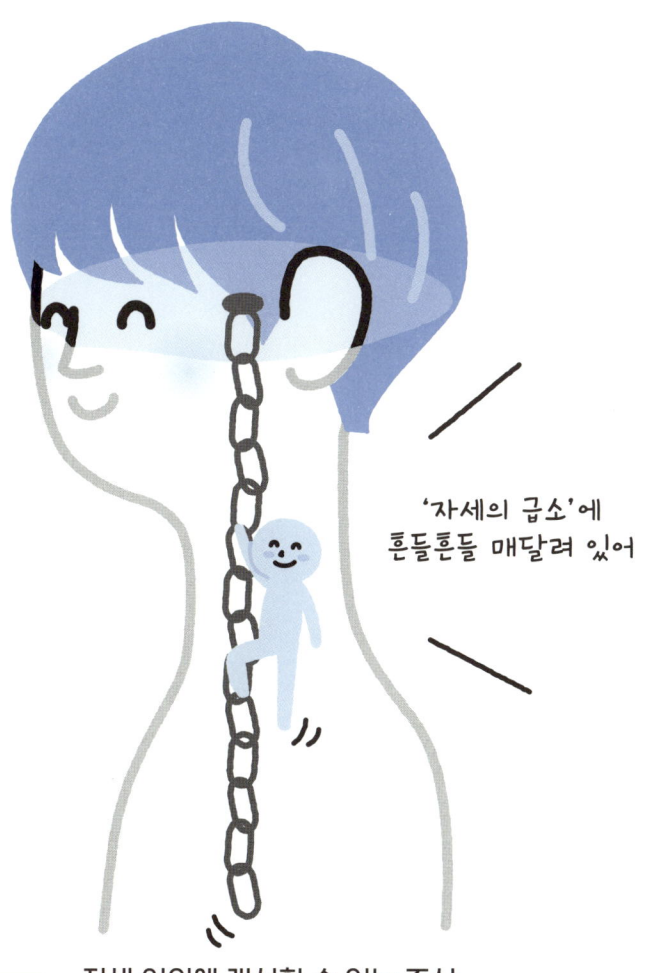

제가 만났던 환자들은 대부분 척주가 '목부터 허리까지 막대기처럼 고정된 것'으로 오해하고 있었습니다. 바로 이 오해가 자세의 흔들림을 방해하는 가장 큰 원인입니다.

여기서 척주는 '자세의 급소에서 꼬리뼈까지'이고, '척추뼈가 사슬처럼 이어져 유연하게 움직이는 것'을 말합니다. 따라서 척주는 자세의 급소에서 아래로 축 늘어져 있어야 합니다.

그런데 만약 자세가 바르지 않다면, 척주가 머리를 들어올리게 됩니다. 원래 둥둥 떠 있어야 할 머리를 목 근육으로 고정하는 거죠. 새우등이나 거북목은 대개 이런 이유로 생깁니다.

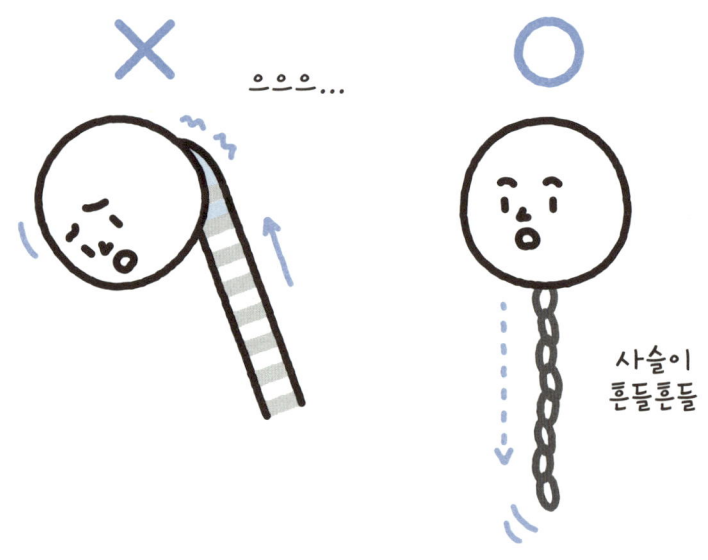

다음 문장으로 넘어가기 전에, 주의할 점이 있습니다. **이 문장은 꼭 문장 1번과 함께 실천하세요. 효과가 더 좋을 겁니다.** '조각배의 흔들림'과 '머리가 둥둥 떠 있는 것'을 함께 느꼈다면, 거기서부터 아래를 향해 늘어뜨린 사슬 모양의 척주를 상상해보세요.

이때 몸을 약간 흔들어보는 것도 좋습니다. 두둥실 떠 있는 머릿속의 조각배와 흔들흔들 늘어뜨린 척주 사슬. 이 둘 사이에 자리한 자세의 급소가 고요하고 편안하게 느껴진다면 성공입니다.

기적의 문장 3

눈

눈알은 늘
물속을
떠다닙니다

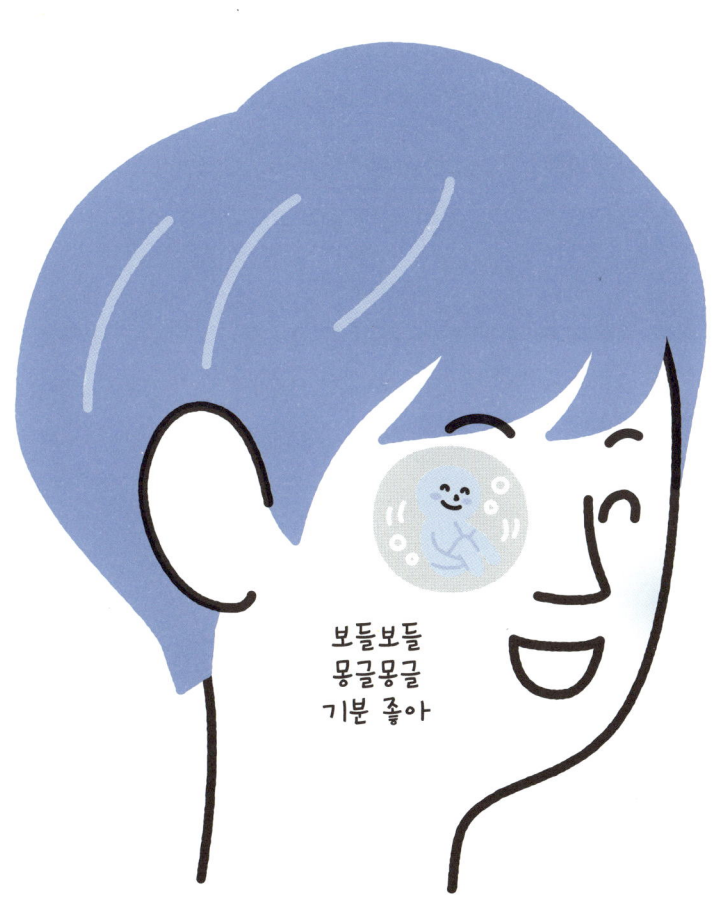

보들보들
몽글몽글
기분 좋아

자세 이외에 개선할 수 있는 증상
- 눈의 피로
- 안구건조증
- 눈의 충혈
- 긴장성두통
- 눈가 주름

눈은 의외로 근육 긴장을 일으키는 주원인입니다. 짜증이 나거나, 컴퓨터 화면을 응시할 때 무의식적으로 눈을 치켜뜨는 사람이 많습니다. 게다가 긴장하면 안구 근육이 눈을 뒤로 끌어당기죠. 눈은 여러분의 생각보다 훨씬 더 혹사 당하고 있습니다. 또한 눈의 긴장은 목, 머리, 전신 등으로 번지기 쉽습니다.

이 문장은 '눈알이 둥둥 떠오르는 이미지'를 연상시켜, 눈을 긴장에서 벗어나게 해줍니다. 사람의 몸에는 시각으로 몸의 균형을 잡는 신경회로가 있습니다. 자세와 눈은 서로 영향을 주고받는 관계여서, 어느 한쪽이 긴장하면 다른 쪽도 긴장하기 마련입니다.

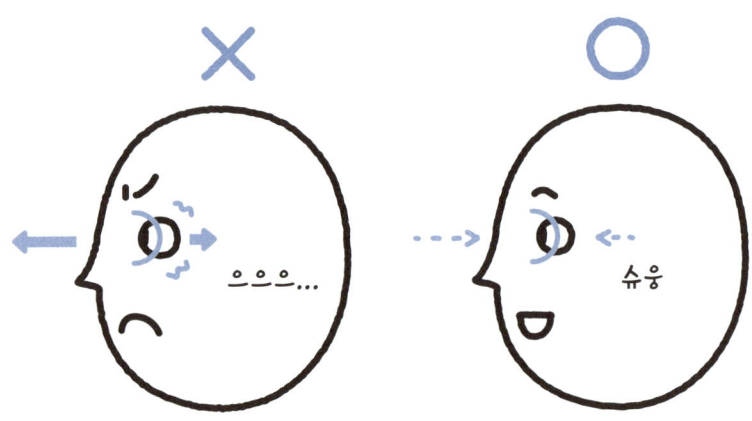

그 악순환을 끊는 것이 이 문장의 핵심입니다. 사물을 바라볼 때 대상을 잡아먹을 듯이 노려보면 눈은 긴장할 수밖에 없습니다. 눈은 영상을 뇌로 보내는 도구일 뿐입니다. 둥실둥실 떠 있는 것처럼 아주 가뿐하게, 영상이 들어오는 대로 눈에 맡겨봅시다.

이 감각을 터득하면 덜 피로해지는 게 체감될 겁니다. 안구건조증, 충혈, 긴장성 두통에 시달리는 일도 적어지겠죠. 항상 찡그린 표정을 짓던 사람이라면 다른 사람이 된 것처럼 온화한 표정으로 바뀔 수도 있습니다.

기적의 문장 4

입안

잇몸에 피가 돌고
혀는 떡처럼
말랑말랑합니다

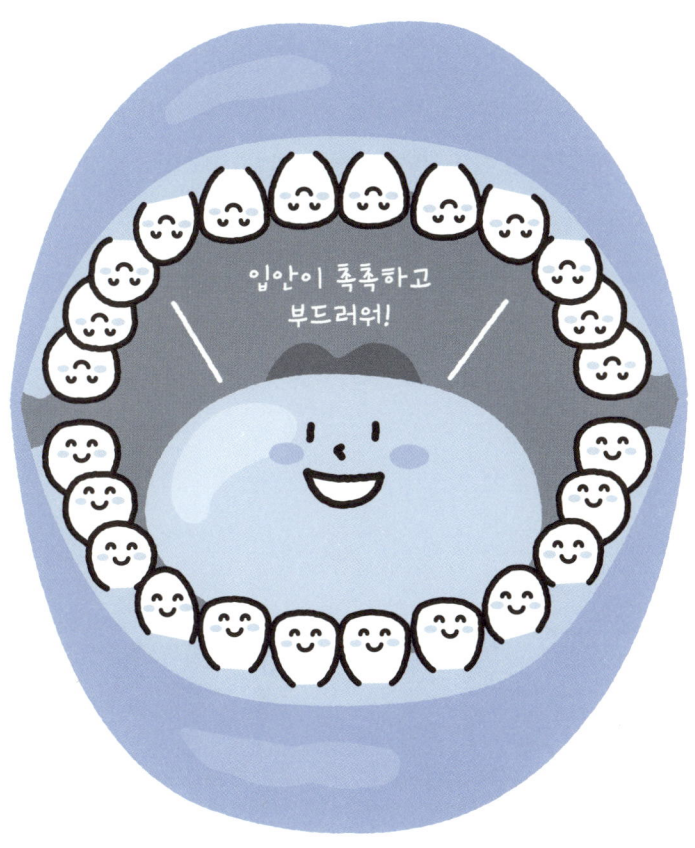

자세 이외에 개선할 수 있는 증상
- 턱관절증
- 충치
- 구강건조증
- 구취

입도 눈과 마찬가지입니다. 무의식적으로 힘이 들어가기 쉽습니다. **스트레스를 받으면 이를 악물거나 입안이 바짝바짝 마를 때가 있죠. 이는 입안이 긴장했다는 증거입니다.**

턱 근육과 혀 근육(참고로 혀는 근육 덩어리입니다)은 목 근육과 밀접하게 관련되어 있어 '척주와 머리의 위치'에도 영향을 줍니다. 그리고 이 근육들은 반드시 연결되어 움직입니다. 입과 입안이 경직되어 턱과 혀 근육을 긴장시키면, 덩달아 목 근육도 긴장되는 것이죠. 이렇게 되면 자세의 급소는 긴장에서 벗어날 수 없습니다.

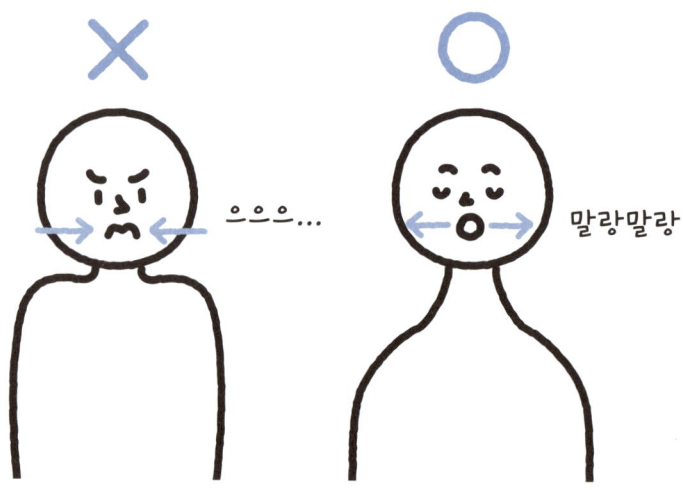

그 결과 몸의 긴장과 경직, 나아가 잘못된 자세를 야기시킵니다. 이 기적의 문장은 입, 치아, 혀를 움직이는 근육의 긴장을 해소하여 입안의 공간을 넓혀줍니다. 더불어 턱 근육이 이완되어 자세의 급소가 긴장을 풀기 쉬운 상태가 됩니다.

즉 흔들림이 유지되는 상태에서 편안하게 뼈대로 설 수 있게 되는 거죠. 또 타액이 적당히 분비되어 입안이 촉촉해집니다. 입과 혀가 부드럽게 움직이면 입과 목구멍의 면역 기능이 높아져 감염병 예방에도 도움이 됩니다.

기적의 문장 5

목과 어깨

산기슭에
눈이 녹아내리듯
양쪽 어깨가
멀어집니다

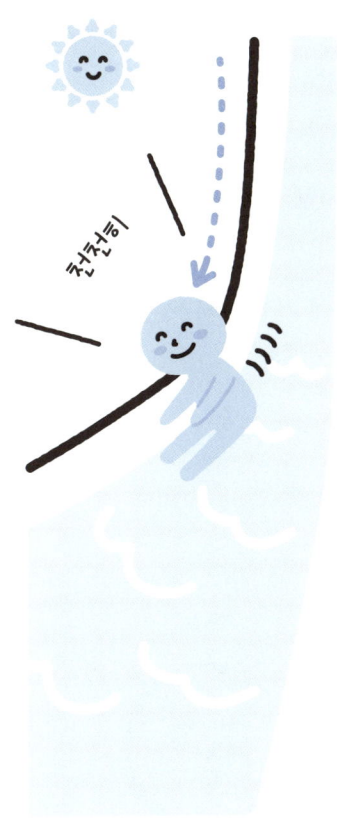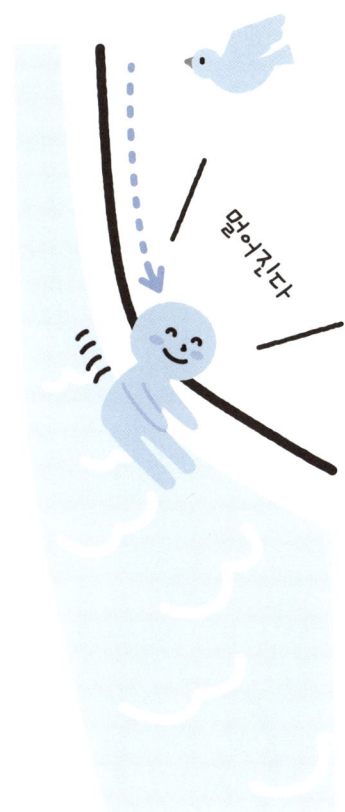

자세 이외에 개선할 수 있는 증상
● 어깨·목 결림　　● 불면증
● 두통　　　　　　● 자율신경기능이상
● 숨이 참　　　　　● 갱년기 장애

많은 분의 몸을 진찰하다 보면, (자각하지 못하는 분까지 포함하면) 90% 이상이 무의식중에 목과 어깨를 긴장시키고 있습니다. 원인이 되는 자세는 크게 2가지로 볼 수 있습니다.

먼저 어깨를 치켜올리거나 웅크리는 자세입니다. 당연히 목도 함께 움츠러들겠죠. 가슴을 너무 펴는 자세도 마찬가지입니다. 등이 좁아지니 목 근육까지 결리는 겁니다.

이제 양쪽 어깨를 멀리 보내 목덜미 긴장을 풀어줍시다. 여기서 포인트는 애쓰지 않고 자연스럽게 올바른 자리로 이끄는 겁니다. 이때 '힘을 빼야지!'라고 생각하면 오히려 힘이 더 들어갑니다.

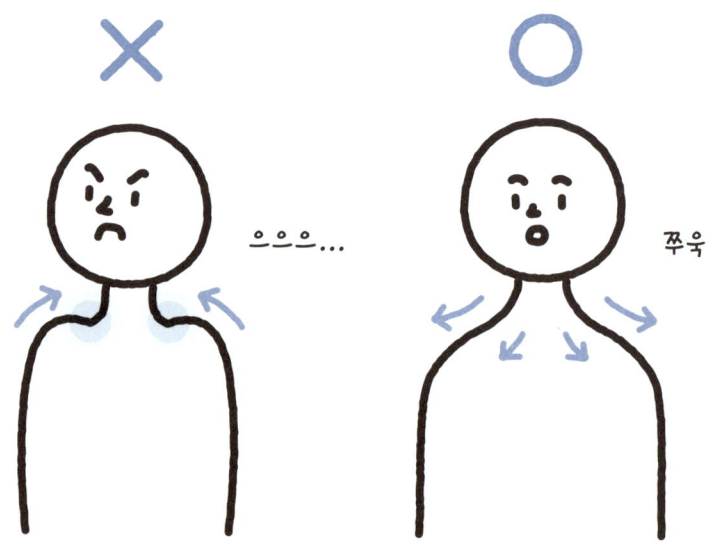

대신 기적의 문장의 힘을 빌리면 아주 쉽죠. 산기슭에 쌓인 눈은 봄이 되면 녹아내리기 시작합니다. 눈이 녹아내리는 모습에 맞춰 천천히, 천천히 양쪽 어깨가 펼쳐지는 모습을 상상해보세요. 요령을 알려드리자면, 양쪽은 물론 사방팔방으로 펼쳐지게 하는 겁니다.

흔들림이 하나의 방향으로 한정되지 않는 것처럼, 어깨와 목도 여러 방향으로 흘러가도록 두는 것이 좋습니다. 이 이미지를 터득하면 결리던 어깨와 목 근육이 눈 녹듯 사라지고 자세도 반듯해집니다.

기적의 문장 6

가슴과 등

가슴과 등이 펴지며 호흡이 잔물결처럼 드나듭니다

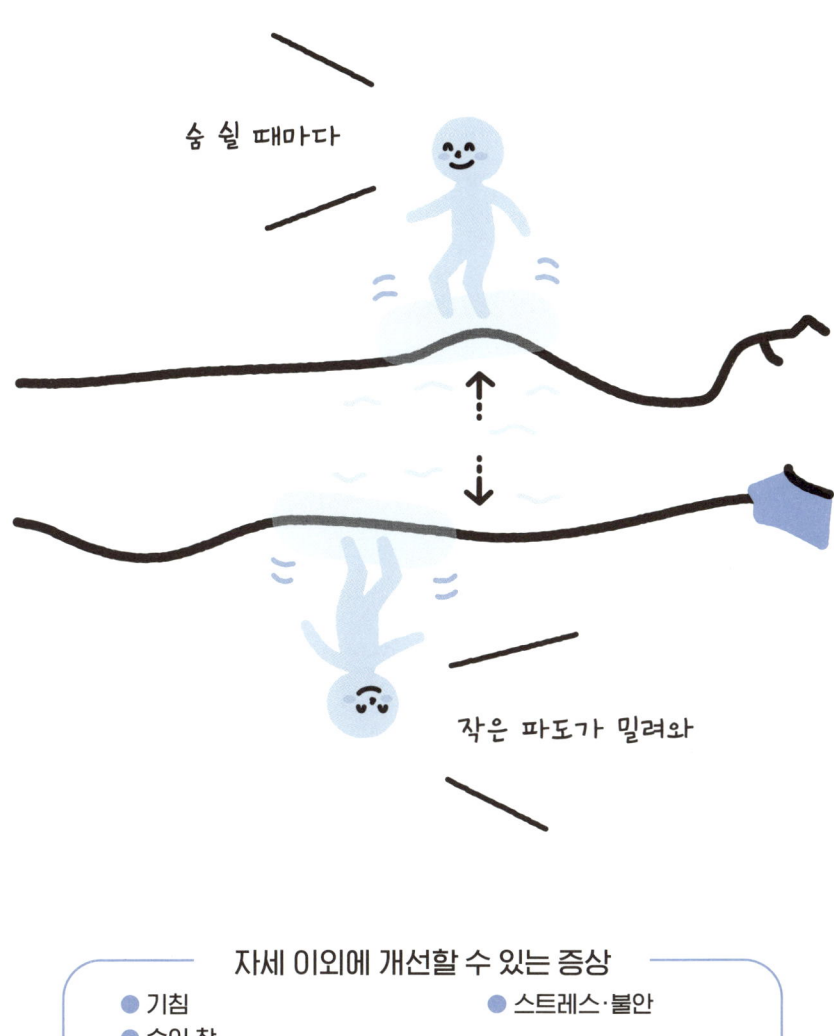

자세 이외에 개선할 수 있는 증상
● 기침　　　　● 스트레스·불안 ● 숨이 참

여기서 '가슴과 등'이라는 표현을 주의하시기 바랍니다. 이 문장은 가슴 앞부분만이 아니라 뒤쪽, 즉 등까지 포함한 흉곽을 의식해야 합니다. 흉곽이란 가슴 주위를 감싸는 뼈 전체를 말합니다. 자세가 바르지 않은 사람은 무의식적으로 흉곽을 움츠리죠. 폐를 신축시키는 범위가 좁아지니, 당연히 공기가 드나드는 양도 줄어듭니다.

호흡이 얕아지면 숨이 차서 자세가 무너집니다. 답답함 때문에 스스로 팔을 끌어당겨 가슴의 넓이를 좁게 만들죠. 자세가 바르지 않은 사람일수록 호흡기 질환을 겪기 쉬운 이유가 바로 이런 동작 때문입니다. 이 문제 역시 흉곽을 풀어주면 쉽게 해결됩니다.

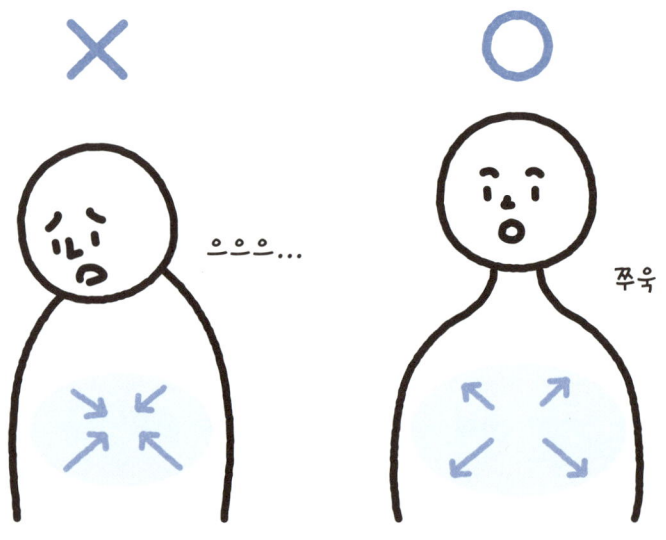

이제 잔잔한 파도처럼 드나드는 호흡의 파도를 상상하세요. 이 파도의 흔들림이 가슴과 등을 이완시키고 펴주는 감각에 몸을 맡겨봅시다. 끌어당겼던 팔도 제자리로 돌아가며 천천히 흉곽을 펼 수 있습니다. 이 이미지는 매우 입체적이니 주의하세요.

자세를 바르게 한다고 하면 위쪽 방향으로만 움직인다고 상상할 수 있겠지만, 흔들림은 모든 방향으로 흘러갑니다. 호흡에 대해서는 이후에 소개할 기적의 문장 10번에서 조금 더 자세히 살펴보겠습니다.

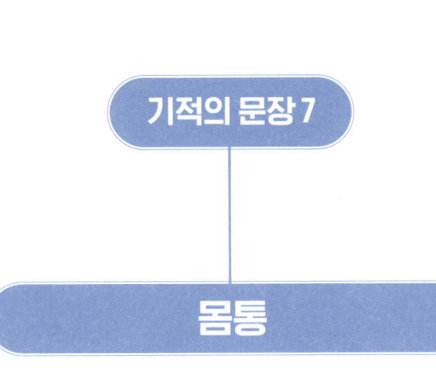

몸 안에 쏟아지는 폭포를
잉어가 힘차게
거슬러 오릅니다

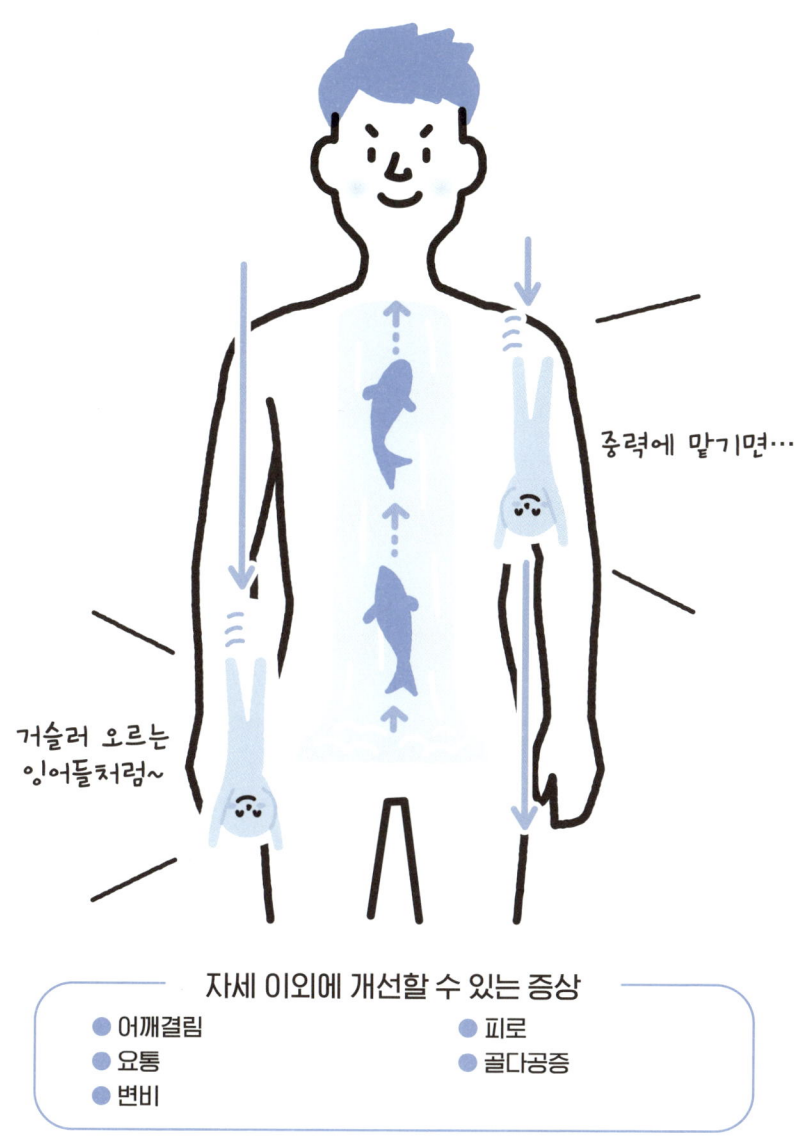

자세 이외에 개선할 수 있는 증상
- 어깨결림
- 요통
- 변비
- 피로
- 골다공증

몸을 서툴게 다룬다고 느껴지는 사람들에게는 공통점이 있습니다. 바로 무의식중에 중력을 거스르는 것입니다. 차렷 자세가 그 전형적인 예시가 되겠군요. 차렷 자세는 아래로 향하는 중력의 힘을 어떻게든 거스르려다 보니 몸이 긴장 상태가 되곤 합니다. 명심하세요. 절대 중력에 싸움을 걸어서는 안 됩니다. 오히려 중력에 몸을 맡겨야 합니다.

'잉어가 폭포를 거슬러 오르는 이미지'는 '힘을 빼면 뼈대로 설 수 있게 되어 코어가 탄탄해짐'을 의미합니다. 또한 '위에서 아래로 쏟아지는 몸 안의 폭포'는 몸의 무게와 중력을 나타냅니다.

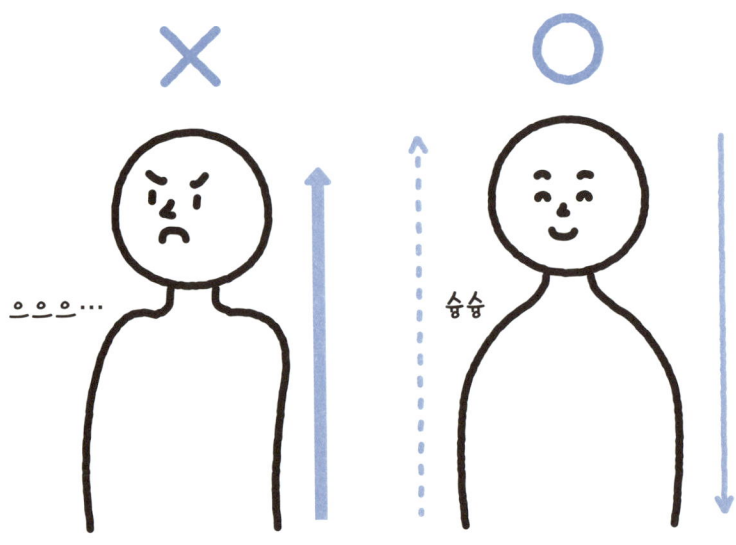

몸에 힘을 빼고 있으면 머리와 상체 무게에 중력까지 더해져, 아래로 향하는 무게의 흐름이 형성됩니다. 폭포수의 흐름과도 유사하죠. 그리고 위로 거슬러 오르는 힘찬 에너지는 잉어에 비유했습니다. 몸을 부드럽게 할수록 자세는 반듯해진다는 원칙과 일맥상통하는 이미지라고 생각해주세요.

이 이미지에 익숙해지면 내 안에 뛰어오르는 잉어를 믿고 힘을 뺄 수 있습니다. 불필요한 부담을 주지 않으면서, 장시간 서 있거나 앉아 있어도 쉽게 피로하지 않게 됩니다. 앞으로 무게에 얽매이지 않고 몸을 다룰 수 있게 됩니다. 중력은 여러분의 편이니까요.

기적의 문장 8

골반

골반은 와인잔 바닥처럼
늘 조용히
흔들립니다

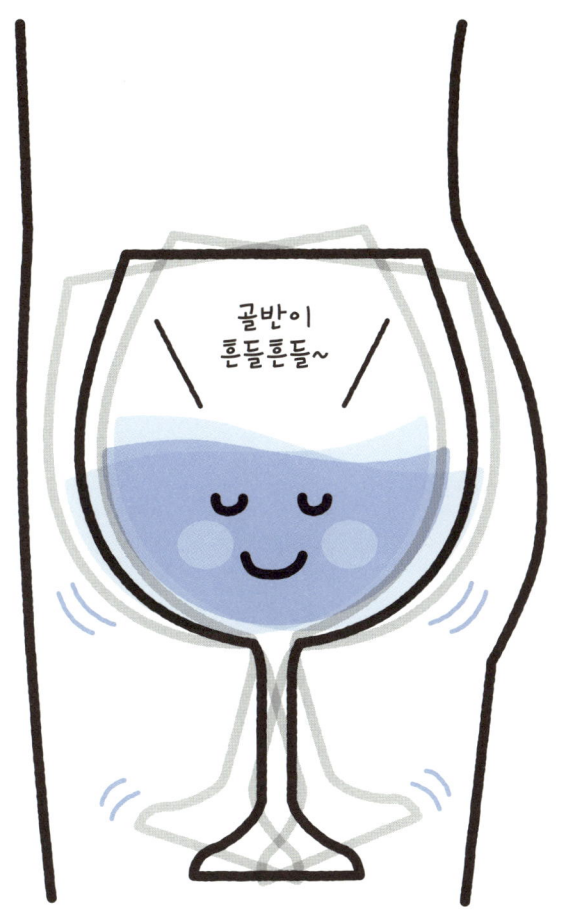

자세 이외에 개선할 수 있는 증상
- 요통
- 변비
- 복부 냉증
- 고관절통
- 요실금

새삼스럽지만 '해서는 안 되는 자세' 양대산맥을 먼저 말씀드리겠습니다. 바로 새우등과 요추전만입니다. 새우등은 턱이 앞으로 나오면서 등이 굽고 목은 움츠러들고 허리가 뻐근해집니다. 요추전만은 몸이 앞으로 볼록하게 굽어, 등 근육에 부담이 가서 피곤한 자세죠.

이 2가지 자세에는 공통점이 있습니다. 바로 골반이 기울어진 상태로 잠겨 있다는 점입니다. 이렇게 골반이 경직된 상태가 되면 요추에 부담이 커져 요통을 일으키기가 쉽습니다.

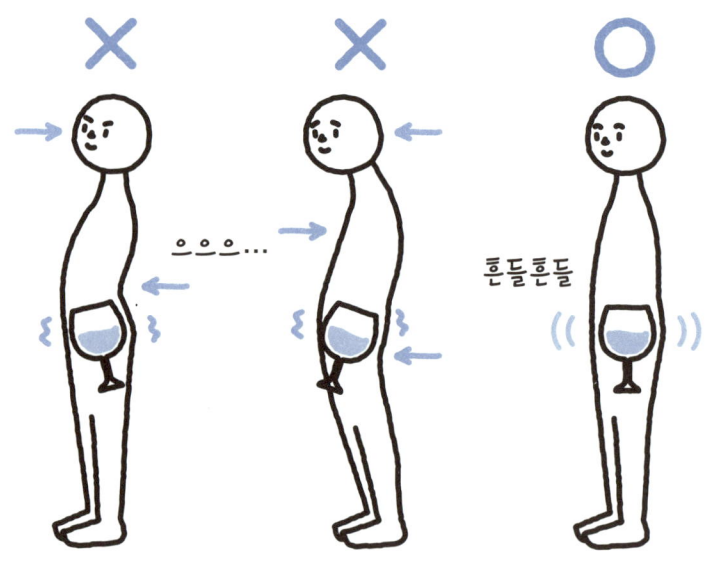

사람의 몸은 늘 미세하게 흔들리며 균형을 유지합니다. 골반도 예외는 아닙니다. 흔들림이 있어야 위에서 누르는 무게를 분산해 몸을 효율적으로 지탱할 수 있습니다.

마치 와인잔 같지 않나요? 와인잔 바닥의 커브처럼, 골반의 바닥도 완만한 커브를 그립니다. **와인잔에 담긴 와인은 아무리 흔들어도 수평을 잃지 않습니다**(너무 세게 흔드는 것만 아니라면요). **골반이 흔들리면서 몸의 무게가 곧장 중심을 향해 내려가는 상태와 매우 흡사합니다.**

이 기적의 문장으로 '골반이 와인잔 바닥에 깔린 와인처럼 적당히 흔들리는 상태'를 상상할 수 있다면, 몸을 균형 있게 지탱하는 힘이 향상됩니다. 그 결과 '해서는 안 되는 자세'를 하지 않고 편안하게 자세를 바로잡을 수 있습니다.

기적의 문장 9

다리

모래시계 속 모래가
다리를 타고
똑바로 떨어집니다

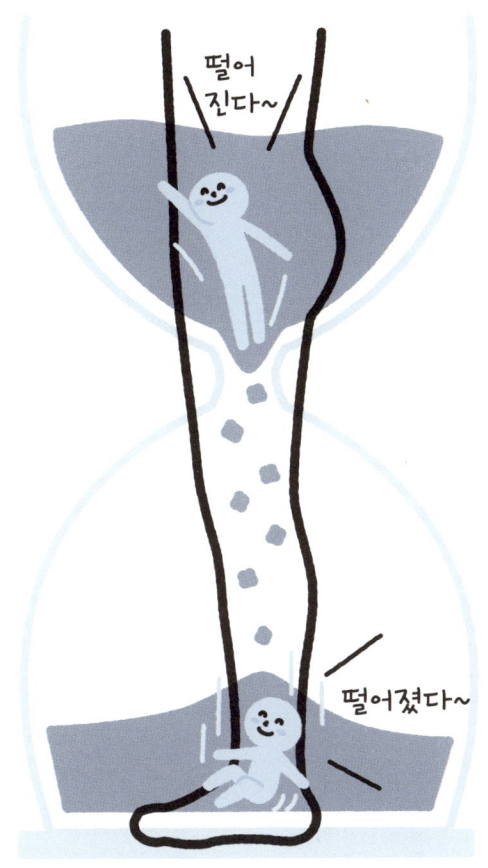

자세 이외에 개선할 수 있는 증상

- 무릎 통증
- 고관절통
- 요통
- 무지외반증
- 위 통증
- 요실금

기적의 문장 7번에서는 중력을 거스르지 않고, 오히려 중력을 내 편으로 만드는 몸통의 이미지를 경험했습니다. **특히 앉아서 일하시는 사무직 독자 여러분들이라면 꼭 시도해보시길 바랍니다.** 골반에 흔들림이 있으면 의자에 앉을 때도 허리가 쭉 펴지거든요. 꼭 한번 시도해보시길 바랍니다.

그렇다면 이번에는 하체, 그중에서도 무릎입니다. 무릎은 골반과 마찬가지로 잠금 상태가 되기 쉬운 부위입니다. 단순히 '풀어주

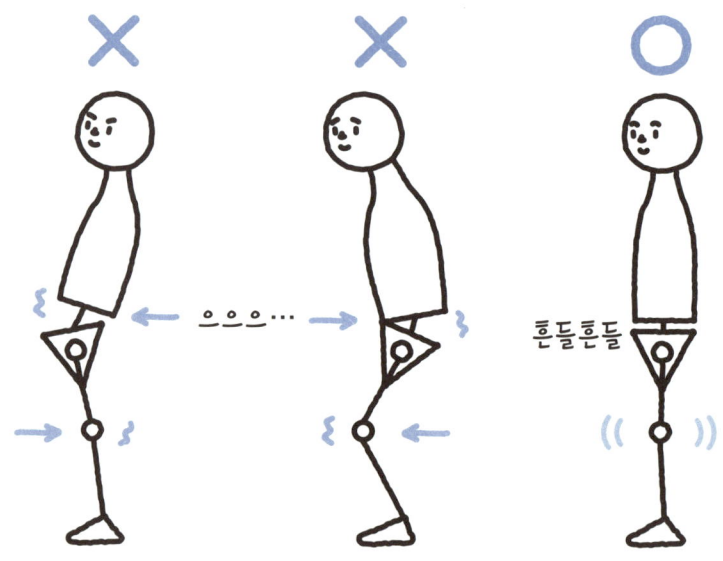

면 되겠네!'라고 생각할 수 있겠지만, 너무 풀어주는 것도 바람직하지만은 않습니다.

무릎을 너무 펴면, 과도한 요추전만을 불러옵니다. 반대로 무릎을 너무 구부리면, 허리가 구부정해집니다. 둘 다 요통의 원인이죠. 그래서 이번에는 기적의 문장의 도움을 받아 '발바닥을 향해 똑바로 몸무게가 떨어지는 지점'을 찾아보려 합니다.

먼저 허리 근처부터 발바닥까지 다리 전체에 대형 모래시계가 있다고 상상해보세요. 모래시계 속의 모래는 중력에 이끌려 곧장 아래로 떨어집니다. 느껴지나요? 이제 허리에서 허벅지, 무릎, 종아리를 거쳐 발바닥으로 모래가 떨어지는 모습을 떠올려보세요.

떨어진 모래가 발밑에 묵직하게 쌓여가는 모습까지 상상된다면 올바른 지점을 찾기 쉬워집니다. 옆에서 봤을 때 바지 재단선이 수직으로 똑바로 뻗어 있는지 확인하는 방법도 좋습니다. 참고로 이 문장은 선 상태로 해야 합니다. 앉은 상태에서는 7번 문장을 활용해주세요.

호흡을 내 편으로 만드는 법

이제 최후의 수단이라고 할 수 있는 '비장의 카드'만이 남았습니다. 바로 호흡을 내 편으로 만드는 문장입니다. '대체 호흡이 자세랑 무슨 상관이 있지?'라고 의아하게 생각하는 분도 계시겠지만, 아주 깊은 관계가 있습니다.

사람에게는 호흡이 곧 흔들림이기 때문입니다. 들이마시고 내쉬는 것으로 반복되는 리듬은 빨라지거나 거칠어질 때도 있지만, 밀려왔다가 밀려가는 잔물결처럼 온화하고 안정된 속도로 흔들림을 지속합니다.

멈추지 않는 흔들림은 날마다 우리의 몸을 움직이고, 생명을 지탱해 주는 원동력입니다. 이러한 호흡의 흔들림에 움직임을 맞추면 신체 기능은 향상되기 마련입니다. 힘을 들이지 않고도 동작이 물 흐르듯 아름다워지는 거죠.

예시를 하나 들어볼까요? 테니스의 서브 장면을 떠올려 보세요. 먼저 공을 위로 토스하고 라켓을 머리 위로 번쩍 올리는 움직임에 맞춰 숨을 들이마십니다. 그런 다음 조금 빨리 숨을 내쉬면서 그 숨에 올라타듯 라켓을 힘껏 내려치세요. 이 방법이라면 팔 힘이 약한 분들도 강력한 서브를 넣을 수 있습니다.

호흡과 자세는 떼려야 뗄 수 없는 관계입니다. 사용하는 근육이 거의 같기 때문입니다. '호흡과 관련된 근육'인 늑간근, 승모근, 척주기립근, 복사근, 복직근, 횡격막 등을 총칭하는 호흡근은 자세를 유지하는 기능도 겸하고 있습니다.

즉 자세와 호흡의 흔들림은, 결국 동일하다는 뜻입니다. 대부분 현대인은 호흡과 자세의 균형이 흐트러져 있습니다. 호흡과 자세가 완전히 별개로 취급되어 하나의 흔들림으로 연동되고 통합되지 않은 탓이죠.

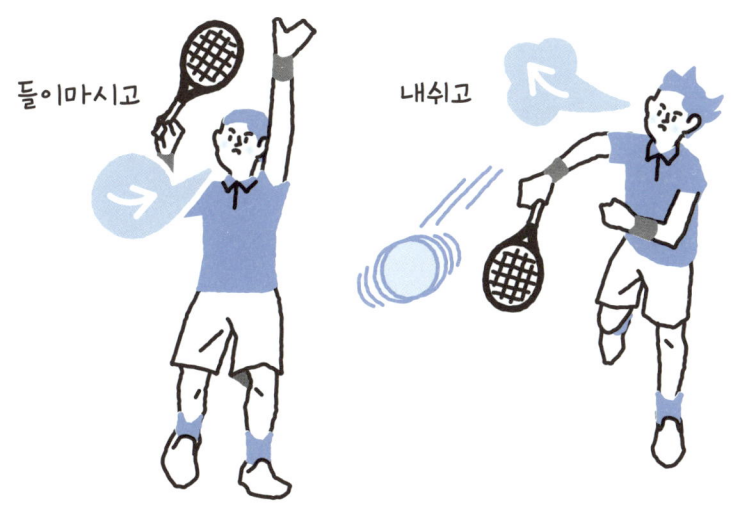

긴장으로 호흡이 얕아지면 자세에도 흔들림이 일어나기 힘듭니다. 긴장 상태를 유발하는 자세는 더 심합니다. 예를 들어 차렷 자세처럼 몸에 힘을 주고 있으면 호흡이 억제되어 흔들림이 일어나지 않습니다. 몸을 서툴게 다루고 있는 거죠.

여기서 가장 중요한 건 흔들림은 호흡과 자세가 하나임을 깨달았을 때 완성된다는 점입니다. 깊고 충분한 호흡의 흔들림에 이끌려 자세에도 흔들림이 일어나죠. 유연한 자세의 흔들림 속에서 깊고 충분한 호흡이 이루어집니다.

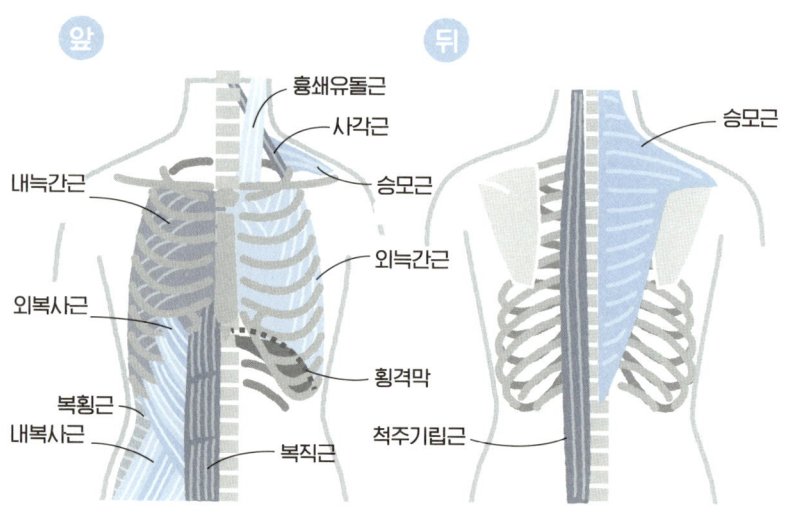

이 관계가 바로 아름답고, 피로감이 없으며, 움직임이 편한 자세에 가장 가까운 이상적인 상태입니다. 물론 여전히 자세와 호흡의 관계를 의아해하는 분도 있으리라 생각합니다. 아직 남은 의아함은 기적의 문장 10번에서 빠르게 해결될 것입니다. 그럼 이제 마지막 기적의 문장을 소개하겠습니다.

기적의 문장 10

전신

날숨에 몸이 이완되고
들숨에 척주가
세워집니다

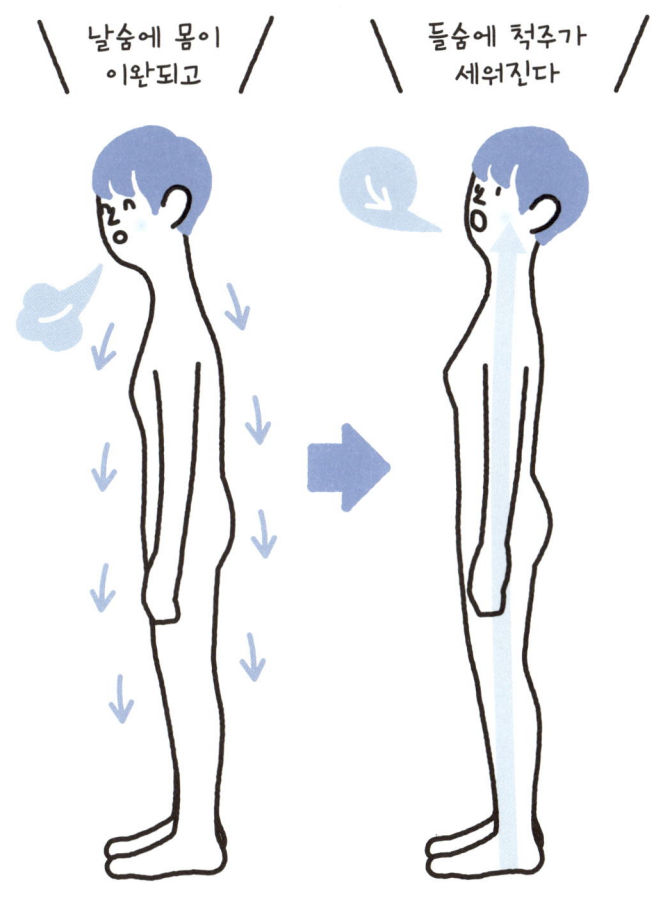

이 문장을 읽을 때는 꼭 여러 번 호흡을 반복하세요. 그리고 몸이 앞뒤로 흔들림을 느껴보세요. 날숨에 몸의 힘이 빠져나가고 들숨에 자세가 저절로 펴지는 느낌이 들지 않나요? 이처럼 사람의 호흡에는 '자세 유지 기능'이 있습니다. 호흡하면서 무의식중에 자세를 미세하게 수정하는 거죠.

내쉬는 숨에 근육이 '부드럽게' 풀어지고, 들이마시는 숨에 척주가 '반듯하게' 펴지는 느낌은 절대 기분 탓이 아닙니다. 우리는 호흡 덕분에 자세를 유지하고 있는 거죠.

자세유지장치

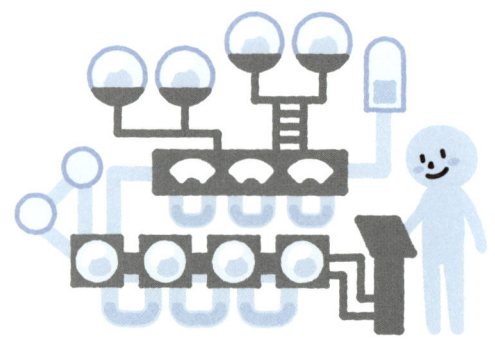

날숨으로 '부드럽게'

들숨으로 '반듯하게'

그럼 자세 유지 기능이 있음에도, 자세가 무너지는 이유는 무엇일까요? 바로 호흡의 흔들림에 몸을 온전히 맡기지 못하기 때문입니다. 다시 말하면 호흡의 흔들림에 몸을 맡기기만 하면, 일단 새우등이 될 일은 없습니다.

기적의 문장 10번은 만병통치약 같은 문장입니다. 여러분이 기적의 문장 1~9번으로 흔들림의 감각을 제대로 터득했다면, 기적의 문장 10번만으로도 충분히 자세를 관리할 수 있을 것입니다. 기적의 문장을 제대로 사용하는 방법은 잠시 후에 설명하겠습니다.

자세 유지 기능을 극대화하는 '인사호흡법'

제가 소개한 기적의 문장 10가지는 매우 간단하고, 그 즉시 효과가 나타나는 방법입니다. 하지만 지금부터 더 빨리 자세를 바르게 하고 싶고, 더 확실하게 긴장을 풀고 싶은 분들을 위해 간단한 연습 동작 몇 개를 소개하겠습니다.

호흡에는 밀려왔다가 밀려가는 파도처럼, 상체가 앞으로 기울었다가 되돌아오는 흔들림이 있다고 말씀드렸습니다. 이 움직임이 마치 인사하는 동작 같지 않나요?

호흡에 맞춰 여러 번 인사해보세요. 인사에 맞춰 천천히 숨을 들이마시고 내쉬면 호흡과 자세의 흔들림이 어느 순간 일체화를 이룹니다. 그러면 날숨으로 근육이 부드럽게 풀어지고 들숨으로 척주가 세워져 반듯하게 펴지는 자세 유지 기능이 극대화되겠죠.

여기서 포인트는 제가 계속해서 중요하다고 강조한 자세의 급소입니다. 자세의 급소가 흔들리면 호흡과 자세의 흔들림이 연동되어 자세 유지 기능이 수월해집니다.

반대로 말하면 호흡으로 일어나는 흔들림이 제대로 기능할수록, 자세의 급소가 흔들리는 상태를 유지하기 수월해집니다. 이 상승효과와 긍정적인 연쇄 작용을 만들어가는 것이 바로 '인사호흡법'입니다. 방법은 다음 페이지에서 설명하겠습니다.

인사호흡법

1 손가락을 귓구멍 앞쪽에 대고, 기적의 문장 1번과 2번으로 자세의 급소를 풀어준다.

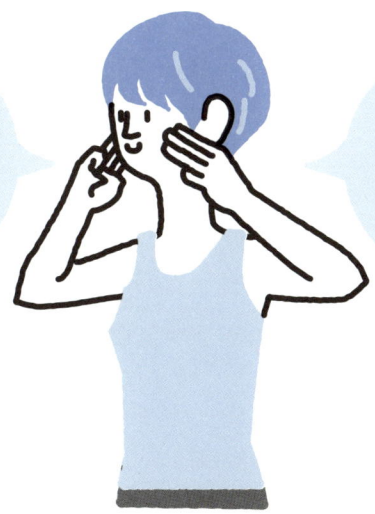

2 그 상태로 내쉬는 숨에 맞춰 인사를 한다.

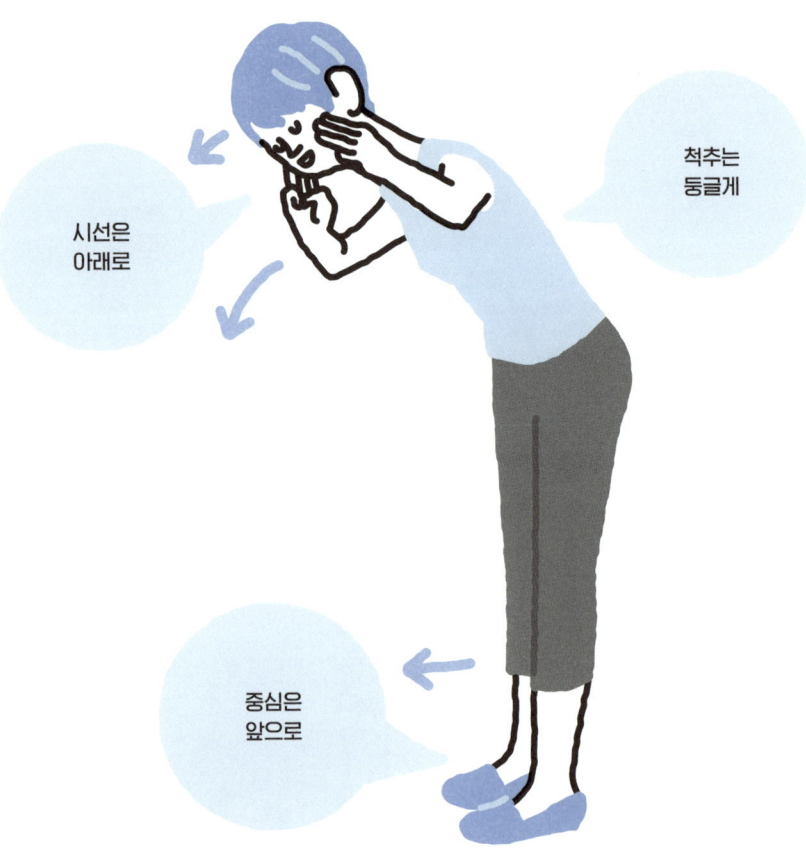

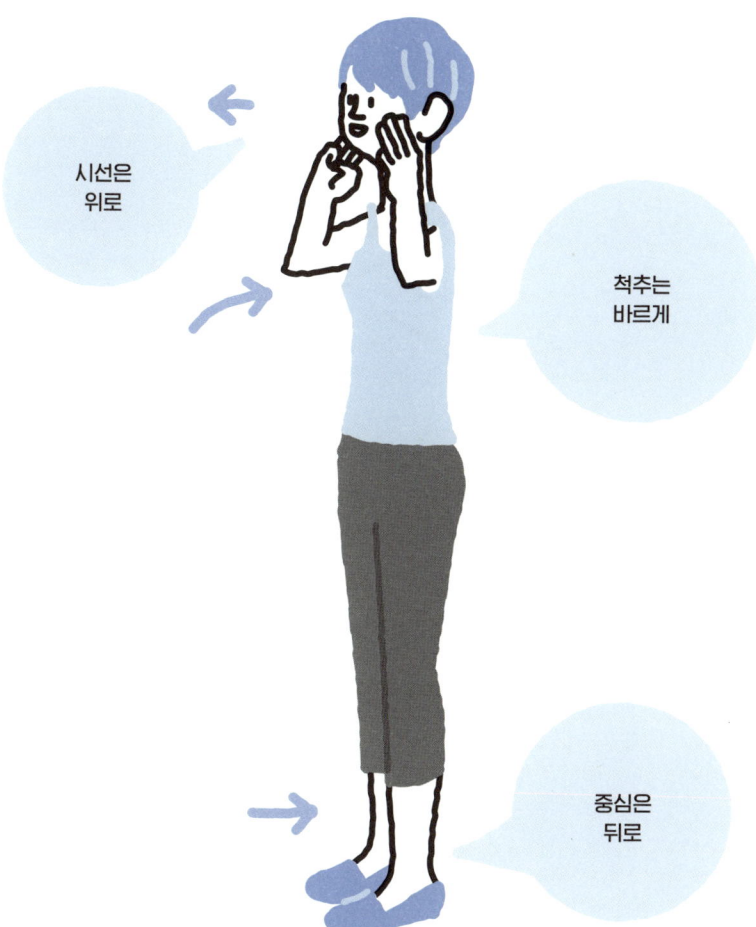

4 이때 자세의 급소가
흔들림을 느낀다.

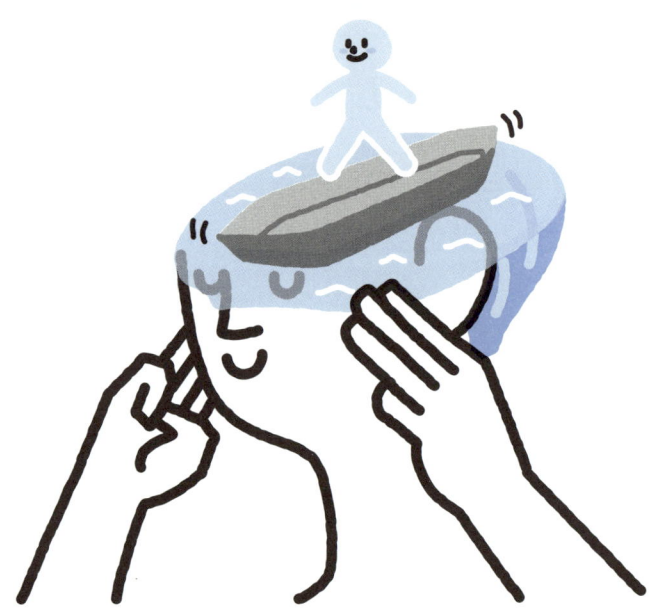

2~4번을 3회 이상
반복한다

시선, 척주, 중심

인사호흡법을 실천할 때 몇 가지 주의할 점이 있는데, 여기서 잠시 부연 설명하고 넘어가겠습니다. 저는 20여 년에 걸쳐 아름다운 자세와 움직임을 연구하며 하나의 결론에 이르렀습니다. 몸이 진정으로 아름답고, 쉽게 피로하지 않으며, 움직임이 편한 상태일 때 '시선', '척주', '중심'에 다음의 3가지가 동시에 일어난다는 점입니다.

- 내쉴 때 시선이 내려가고, 들이마실 때 시선이 올라간다.
- 내쉴 때 척주가 둥글게 말리고, 들이마실 때 되돌아온다.
- 내쉴 때 중심이 앞으로 가고, 들이마실 때 되돌아온다.

힌트는 태극권의 움직임에서 얻었습니다. 태극권은 '호흡'이라는 흔들림에 몸을 맡기고, 군더더기 없이 움직이는 방법을 익힙니다. 태극권을 수련하며 날숨과 들숨에 맞춰 시선과 척주, 발바닥의 중심이 움직이는 상태야말로 '몸의 기능과 구조, 자연의 흔들림에 가장 어울리는 궁극의 상태'라는 것을 깨달았습니다.

태극권은 몸의 가장 자연스러운 움직임을 따라갑니다. 그 과정에서, 오랜 세월에 걸쳐 축적된 부자연스러운 근육 긴장과 습관을 해소하고, 잃어버린 흔들림을 되찾아갑니다.

인사호흡법에서는 앞서 말한 시선, 척주, 중심의 3가지 움직임이 한꺼번에 이루어집니다. 정리하자면 날숨과 함께 아래를 보고, 척주가 둥글게 말리면서 중심이 앞으로 갑니다. 또한 들숨과 함께 앞을 보고, 척주가 펴지면서 중심이 뒤로 갑니다. 아래에서는 왜 시선, 척주, 중심에 주의를 기울여야 하는지도 자세히 살펴보겠습니다.

시선 - 인사를 하며 시선이 아래를 향하고 되돌아올 때 앞을 향한다

눈은 우리에게 다양한 긴장을 일으키는 정보의 입구입니다. 숨을 내쉬면서 시선이 아래로 향할 때, 정보의 입구에 셔터를 내린다는 기분으로 실천하면 효과적입니다. 그렇게 잡념을 떨쳐버린 다음 숨을 천천히 크게 들이쉬면서 머리를 듭니다.

이때 턱을 당긴 채 시선은 멀리, 아래를 향합니다. 턱을 들고 위를 쳐다보게 되면 균형을 잃게 되므로 주의하세요. 마치 25m 길이의 수영장 반대편에 있는 무언가를 막연히 바라보는 느낌입니다. 이렇게 먼 곳에 초점을 맞추면 힘들이지 않고, 지금 자신의 호흡과 자세에 의식을 돌릴 수 있습니다.

척주 - 인사할 때 척주가 둥글게 말리고 되돌아올 때 펴진다

몸을 둥글게 할 때는 숨을 내쉬면서 근육 긴장을 풀고, 몸을 일으킬 때는 숨을 들이마시면서 척주를 세워 뼈대로 서세요. 근육에서 뼈대로. 바통을 넘겨준다는 느낌으로 실천하면 효과적입니다.

자세가 바르지 않은 사람은 척주의 S자 커브가 무너지면서, 무게가 잘 분산되지 않아 이곳저곳의 근육과 관절에 부담을 주기 일쑤입니다. 그런데 호흡에 맞춰 척주가 흔들리면 척주의 하중 분산 기능이 회복되어 근육과 관절에 부담을 주지 않고 설 수 있습니다. 즉 온몸의 힘을 빼고 있어도 위에서 아래까지 코어가 곧게 잡힌 자세로 설 수 있게 됩니다.

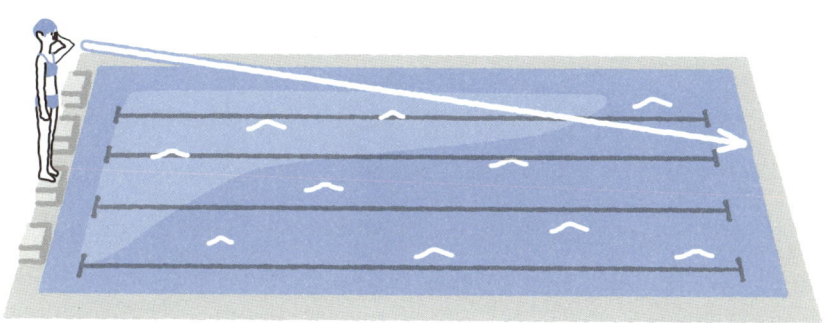

발바닥 - 인사를 하며 중심이 앞으로 가고 되돌아올 때 뒤로 간다

　크게 천천히 호흡하면서 인사 동작에 발바닥의 중심이 흔들리는 감각을 느껴봅시다. 내쉴 때는 발가락 끝 쪽으로, 들이쉴 때는 발뒤꿈치 쪽으로 중심이 흔들리도록 합니다. 숨을 내쉴 때는 몸이 앞으로 쏠리면서 자동으로 발가락에 힘을 실어 버팁니다. 이 과정이 발바닥의 균형 감각을 되찾는 결과로 이어지죠.

　몸을 세울 때는 크게 천천히 숨을 들이마시면서 발바닥의 균형이 안정되도록 일으켜 줍니다. 이미지로 표현하자면 공기가 안으로 들여보내져 쪼그라들었던 풍선이 부풀어 오르는 것처럼, 몸이 쑥 솟아오르는 느낌입니다.

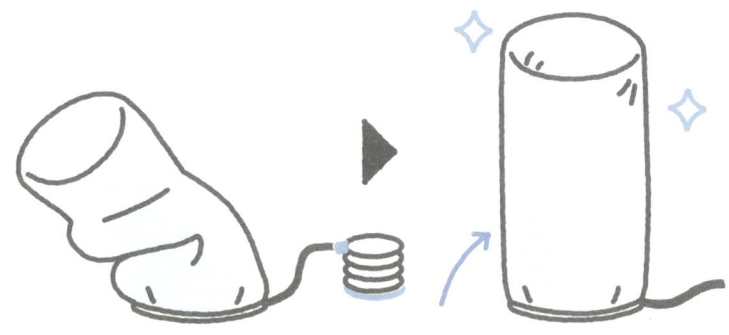

"발가락 끝과 발뒤꿈치 중 어느 쪽이 중심인가요?"라는 질문을 종종 받는데, 이 질문 자체가 잘못됐습니다. 몸은 늘 앞뒤로 미세하게 흔들리고 있고, 그 흔들림에 맞춰 중심을 옮겨가는 것이 가장 자연스럽기 때문입니다. 현대인들은 발바닥의 균형 감각이 매우 둔해져 있습니다. 인사호흡법을 반복하여 발바닥의 균형을 잡을 수 있게 되면, 안정된 바른 자세를 가질 수 있습니다.

인사호흡법의 요령은 (기적의 문장과 마찬가지로) 애쓰지 않기입니다. 도대체 이게 호흡하는 건지 인사를 하는 건지 알 수 없다면 아주 잘하고 계신 겁니다. 이번 장에서는 기적의 문장 10가지와 인사호흡법 동작을 소개했습니다. 다음 장에서는 이 문장들을 일상생활에서 활용하는 방법을 살펴보겠습니다.

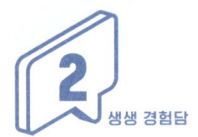

"엄마, 요즘 새우등이 엄청나게 심해졌네."

어느 날 딸이 무심코 지나가는 말로 "엄마, 요즘 새우등이 엄청나게 심해졌네."라고 했습니다. 그 말에 적지 않게 충격을 받았습니다. 제 딸은 원래 그런 말을 잘 안 하거든요. 더불어 어딘가 걱정스러운 표정이었습니다. 아무래도 자세 이상은 만병의 근원이니까요.

그도 그럴 게 저는 여태껏 정말 눈코 뜰 새 없이 바쁜 일상을 보냈습니다. 스스로 돌아볼 여유 따위 없었죠. 딸에게 그 말을 듣고서야 거울 속 스스로를 제대로 봤습니다. 너무 늦었죠. '이게 나라고?!' 싶을 정도로 등이 구부정했습니다. 시간을 돌릴 수만 있다면, 자세가 좋았던 시절의 저를 되찾고 싶었습니다.

그러던 중 지인을 통해 오하시 선생님의 수업을 알게 됐습니다. 사실 처음엔 속는 셈 치고 수업을 신청했어요. 스트레칭이나 운동 없이 바른 자세가 된다는 게, 쉽게 믿기진 않잖아요? 그런데 기적의 문장과 호흡의 기초를 배운 바로 그날, 구부정했던 등이 쭉 펴졌습니다. 호흡도 깊게 할 수 있게 됐죠. 몸 깊숙한 곳에서 힘이 솟는 것 같았습니다.

 늘 고민이던 다리와 얼굴의 부종도 개선되었고, 너무 바빠 정신이 나갈 것 같을 때도 침착함을 유지할 수 있게 됐습니다. 저는 기적의 문장 덕분에 자신을 되찾았습니다. 요즘은 몸도 가볍고 머리도 맑아서인지 세상이 상냥해 보이기까지 합니다. 어쩌면 이게 '회춘'의 효과일 수도 있겠네요.

- S씨(65세, 기업가)

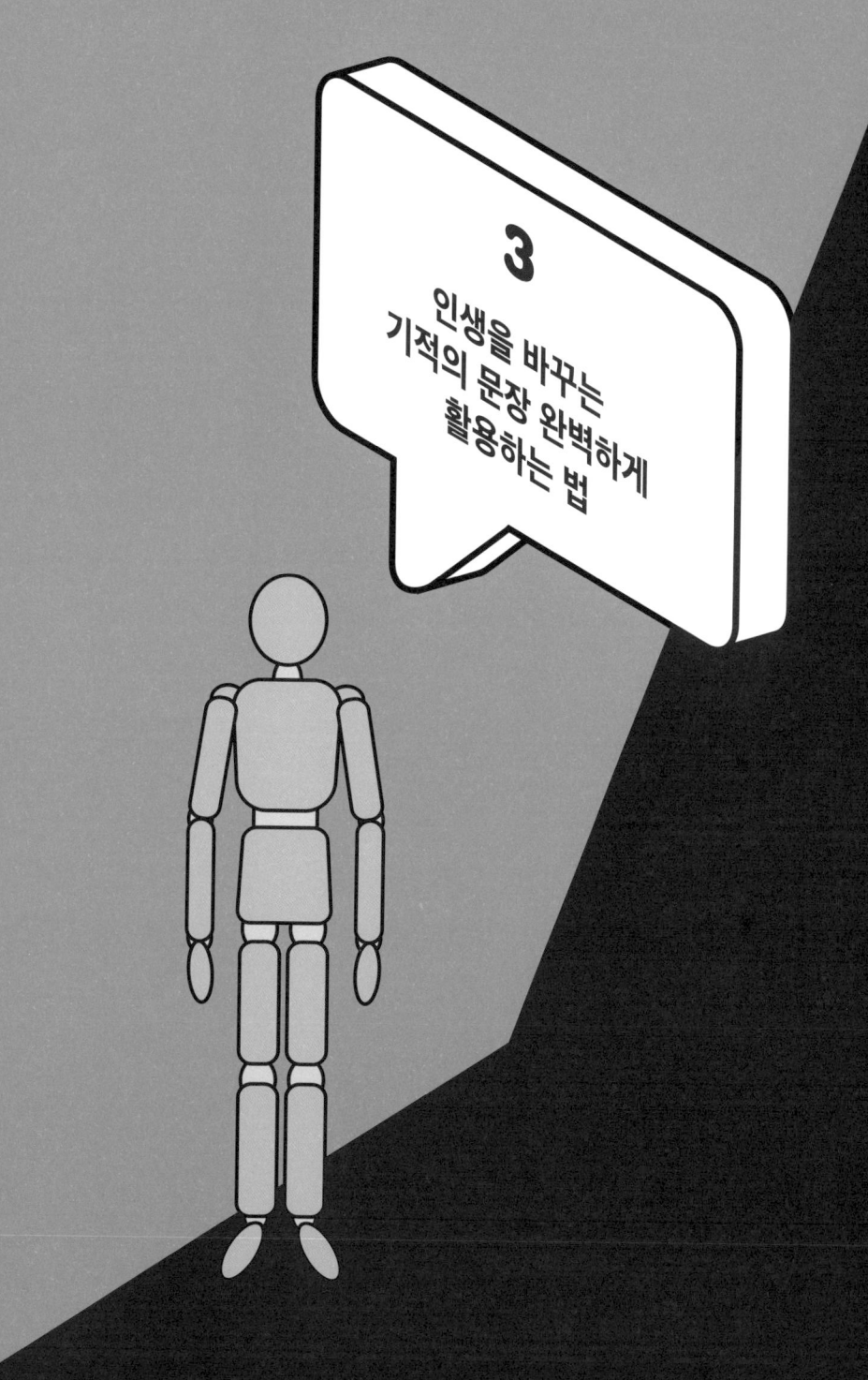

● 이 책은 딱 1번 읽기만 해도 바른 자세가 될 수 있습니다. 그렇지만 정말 1번만 읽고 끝내기엔 아쉽겠죠. 되도록 문장 1번부터 10번까지 차례차례 여러 번 되뇌길 바랍니다. 제가 알려드린 기적의 문장은 총 10개입니다. 혹시 너무 많다고 생각하셨나요?

그런데 잘 생각해보세요. **기적의 문장 10개를 전부 말해도 대략 1분이면 끝납니다. 심지어 꽤 넉넉하게 잡은 겁니다. 고작 1분 만에 바른 자세가 된다면, 짧은 시간 아닌가요?**

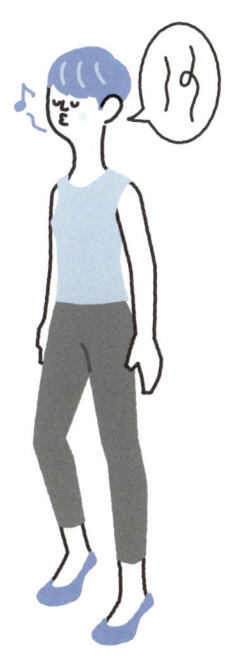

기적의 문장은 기억하기 매우 쉽습니다. 문장들은 모두 '이미지'와 '이미지가 가져다주는 감각적 체험'이 뒤따르므로 자연스럽게 머릿속에 들어오게 됩니다. 환자들에게 기적의 문장을 알려주면 대부분 그날 안에 외울 정도입니다. 기적의 문장으로 몸이 흔들림을 체감하는 동안 어느새 모든 문장을 암기하게 되죠.

그리고 이 문장들을 '마스터'했다는 사실은 앞으로 여러분이 삶을 살아가는 데 강력한 무기가 될 겁니다. 여러분의 일상 회복을 위한 수단이 되어 수없이 많은 도움을 줄 거라 확신합니다. 이번 장에서는 그 구체적인 활용 방법을 알려드리겠습니다.

애쓰지 않기! 자세는 힘을 뺄수록 나아진다

환자들은 "기적의 문장을 말할 때 요령이 있나요?"라고 자주 묻습니다. 그럼 저는 항상 이렇게 대답합니다. "애쓰지 않는 겁니다!" 이 대답을 들으면 모두 당황스러운 표정을 짓습니다. 그도 그럴 것이 제 수업에 오시는 분들은 전부 '노력'하기로 마음먹은 분들이거든요.

'애쓰기'는 몸을 긴장 상태로 만듭니다. 무의식중에 일어나는 심신의 긴장이 자세를 무너뜨리는데, 거기서 애를 쓰면 당연히 역효과가 나겠죠. 예를 들어 기적의 문장 1번을 말할 때, "흔들려라!!!" 하고 잔뜩 기합을 넣어 외친다면 어떻게 될까요? 뭐 흔들릴 수는 있겠지만… 효과를 기대하긴 어렵습니다. 오히려 '흔들립니다…'라고 읊조리듯 말하는 것이 좋습니다.

의욕은 없어도 되니 편안한 마음으로 실천하는 걸 추천합니다. 그래야 문장에서 연상되는 이미지를 순수하게 받아들일 수 있습니다. '애쓰지 않기'는 표현을 달리하면 '불필요한 것 하지 않기'가 됩니다. 다시 말하면 '무의식중에 하게 되는 것을 그만두는' 알렉산더 테크닉의 접근법과도 맥락이 닿아 있습니다.

기적의 문장은 여러분에게 '힘 빼기'라는 새로운 선택지를 제시합니다. 누구나 아름답고, 피로감이 없으며, 움직임이 편한 이상적인 자세를 가질 수 있습니다. 또한 불안이나 압박감을 이겨내고, 건강과 미용에 긍정적인 효과도 보입니다. 앞서 말한 선택지는 평소 여러분에게 익숙한 방식과 '반대'겠지만, 앞으로 인생에서 매우 중요한 개념될 것입니다.

긴장하기 쉬운 상황에서 오히려 힘을 뺄 수만 있다면, 삶의 질은 물론 삶의 방식까지 달라질 수 있습니다. 물론 '자세를 바르게 하고 싶을 때'나 '불안이나 압박감을 느꼈을 때'뿐만 아니라, 평상시에도 가능한 힘을 빼고 있는 것이 중요합니다. 여러분이 이번 기회에 '애쓰기를 그만두는' 관점을 몸에 익힌다면, 저자로서 더할 나위 없는 기쁨일 것입니다.

> **1분이면 가능! 생활 습관으로 실천하기**

자세가 잘못됐음을 깨달았을 때는 이미 무너진 거나 다름없습니다. 마찬가지로 마음 역시 자신도 모르는 사이 악화됩니다. 우울하거나 짜증 나거나 혼란스럽거나…. 몸과 마음은 서로 긴밀하게 영향을 주는 관계이니, 당연하다고 할 수 있겠죠.

그래서 몸과 마음의 컨디션이 나빠지기 전에 흔들림 있는 자세를 유지하는 것이 중요합니다. 기적의 문장은 1번부터 10번까지 모든 문장을 말해도 1분 정도밖에 안 걸립니다. 약간의 틈새 시간이나 다른 일을 하면서도 실천할 수 있죠. 하루에 한 문장! 6초만 집중해보세요. 이제 우리는 언제든지 자세를 정돈할 수 있습니다.

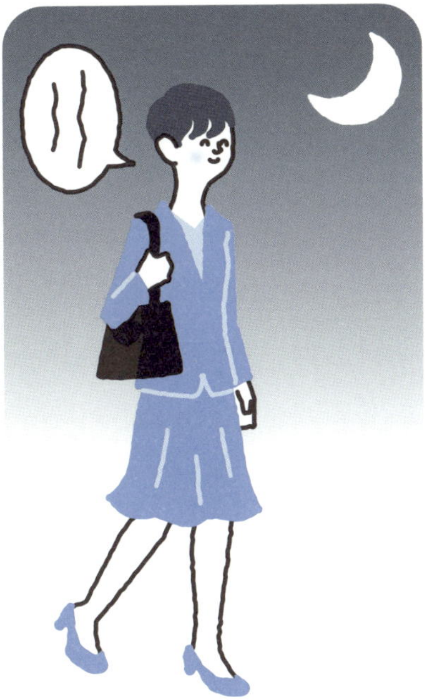

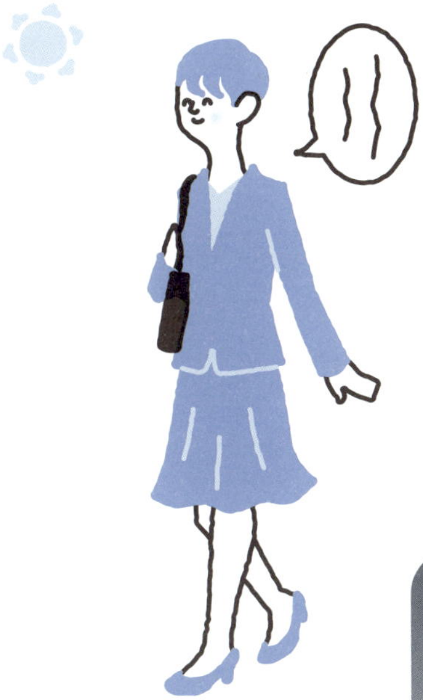

아침에 샤워할 때, 아침밥을 차릴 때, 출근길 지하철 역까지 걸어갈 때, 업무 사이 잠깐 화장실에 갈 때, 목적지로 이동 중 걷거나 대중교통을 타고 있을 때, 점심시간에 식당까지 걸어갈 때 등등. 일상생활에서 6초 정도의 시간은 쉽게 찾을 수 있습니다.

흔들림을 유지하며 몸이 기억하도록, 꾸준히 문장을 되뇌어 봅시다. 각자 경우에 따라서 10개 전부가 아니라, 마음에 드는 문장이나 그 순간에 필요하다고 생각되는 문장을 말하는 것도 괜찮습니다.

> **순식간에 가능! 위기의 순간에도 곧바로 회복하기**

사람마다 좋아하는 문장이 다릅니다. 여러분이 가장 마음에 드는 문장이 다른 누군가에게 전부 베스트는 아닐 겁니다. 사람마다 타고난 골격과 체형이 다른 것처럼 말입니다. 어떻게 태어나서 자랐고, 몸과 마음에 어떤 습관이 배었는지, 어떨 때 자세가 무너지는지도 사람마다 다릅니다.

개인적으로 저는 기적의 문장 2번 '척주가 사슬처럼 흔들립니다.'를 가장 좋아합니다. 마음이 흔들리거나 혼란스러울 때, 회복을 위해 이 문장을 자주 되뇌곤 합니다. 참고로 제 아내는 문장 5번 '산기슭의 눈이 녹아내리듯 양쪽 어깨가 멀어집니다.'가 가장 마음에 든다고 합니다.

여러분의 베스트 문장은 무엇입니까? 1위에서 3위까지 떠올려 보세요. 1위부터 3위까지 말해도 기껏해야 18초 정도밖에 걸리지 않습니다. 실천할 문장을 미리 정해두면 어떤 위기 상황에서도 회복할 수 있습니다. 긴장하면 골반 주위가 경직되는 분들은 문장 8번 '골반은 와인잔의 바닥처럼 늘 조용히 흔들립니다.'로 정해두세요. 표정이 굳어버리는 사람이라면 문장 1번 '머릿속에서 조각배가 조용히 흔들립니다.'로 정해두면 되겠죠.

힘이 들 때, 여유가 없을 때, 혼란스러울 때 자신의 베스트 문장을 말해보세요. 그 순간 분명 기적의 문장이 여러분을 도와줄 겁니다. 물론 자신의 베스트 문장이 아니더라도, 당장 머리에 떠오른 문장도 상관없습니다. 몸의 아주 작은 일부분만이라도 흔들림을 불러일으킬 수 있다면, 최악의 상태에서 탈출하는 실마리를 찾을 수 있습니다.

혹시 베스트 문장을 고르기 힘들다면 다음 2가지 문장을 추천드립니다. 기적의 문장 1번 '머릿속에서 조각배가 조용히 흔들립니다.'와 기적의 문장 2번 '척주가 사슬처럼 흔들립니다.'입니다. 이 문장들은 자세의 급소를 직접적으로 풀어줍니다.

척주와 머리가 서로 자유로울 때, 진정한 의미의 바른 자세를 내 것으로 만들 수 있습니다. 모든 문장을 말할 시간이나 여유가 없어 망설여진다면 이 2가지 문장만으로도 분명한 효과를 낼 수 있습니다. 그만큼 확실한 효과를 보장하는 문장입니다. 적절히 활용하시길 바랍니다.

상황별 기적의 문장 활용법

기적의 문장을 능숙하게 다룰 수 있게 되면 자세뿐 아니라 인생에도 큰 도움이 될 것입니다. '어느 순간 힘을 빼고 있는 상태가 당연하다.'를 목표로 매일 조금씩 감각을 늘려가길 바랍니다.

그럼 이제 상황별 기적의 문장 활용법을 살펴봅시다. 누구나 긴장, 불안, 분노 같은 부정적인 감정 때문에 컨디션이 흐트러질 수 있습니다. 그런 때일수록 자세도 무너지기 일쑤입니다. 기적의 문장은 "바로 지금이야!" 싶은 순간 경직된 곳을 흔들어 힘을 빼줍니다. 지금부터 예로 드는 몇 가지 상황에 놓인다면 꼭 실천해보길 바랍니다.

상황 1. '초긴장 상태'에서도 단번에 차분해진다

긴장 해소는 기적의 문장의 주특기입니다. 예를 들어 여러분이 중요한 프레젠테이션을 앞두고 몹시 긴장한 상태라고 합시다. '실패하지 않고 잘 해낼 수 있을까?'라는 불안감이나 초조함이 엄습하면 몸이 굳거나 손이 떨리고 목소리가 들뜹니다. 그럴 때 기적의 문장으로 긴장감을 확 가라앉힐 수 있습니다. 프레젠테이션 도중이라도 가능하죠.

이처럼 기적의 문장은 긴장을 풀고, 평소의 나다움을 되찾는 역할을 해냅니다. 자세가 정돈되면 덤으로 좋은 인상까지 줄 수 있죠. 중요한 면접이나 시험을 앞두고 있다면 꼭 활용하시길 바랍니다. 긴장으로 오금까지 얼어붙는 상황에서, 기적의 문장이 도움을 줄 것입니다.

추천하는 문장 :

⑥ 가슴과 등이 펴지며 호흡이 잔물결처럼 드나듭니다

⑨ 모래시계 속 모래가 다리를 타고 똑바로 떨어집니다

상황 2. 짜증이 날 때 평정심을 되찾아준다

마트에서 계산대 대기 줄이 좀처럼 줄지 않아 짜증 날 때, 기적의 문장을 되뇌어 봅시다. 시간에 여유가 있다면 문장을 전부 되뇌기에도 적당합니다. 몸도 마음도 부드럽게 풀어져 짜증을 싹 가라앉힐 수 있습니다.

또한 상사에게 혼나서 속상할 때, 연인과 싸워 신경이 곤두설 때, 되는 일이 없어 풀이 죽었을 때도 평정심을 되찾을 수 있습니다. 감정이 짜증으로 발전하여 어깨가 들썩거리거나, 분노로 상당한 불쾌감이 느껴지는 상태라면 문장 5번과 8번을 추천합니다.

추천하는 문장 :
⑤ 산기슭에 눈이 녹아내리듯 양쪽 어깨가 멀어집니다
⑧ 골반은 와인잔 바닥처럼 늘 조용히 흔들립니다

상황 3. 짓누르는 불안과 후회를 떨쳐버린다

미래를 생각하면 잠들지 못할 정도로 불안하거나, 과거의 실패가 자꾸 생각나 불안과 후회로 짓눌릴 때. 부정적인 감정을 떨치는 데에도 도움이 됩니다.

그래서 기적의 문장은 '지금, 여기'에 있는 자신을 되찾는 방법이라고도 할 수 있습니다. 흔들림도 호흡도 몸도, 늘 지금 여기에 있는 자신과 함께 있습니다. **불안과 후회로 몸이 움츠러들 때, 몸과 의식을 펼쳐주는 방향으로 이끄는 문장을 추천합니다.**

추천하는 문장 :
⑦ 몸 안에 쏟아지는 폭포를 잉어가 힘차게 거슬러 오릅니다
⑩ 날숨에 몸이 이완되고 들숨에 척주가 세워집니다

상황4. 폭발할 것 같은 분노를 진정시킨다

상사가 책임을 떠넘겨 화가 치밀어 오를 때, 일이 더딘 부하에게 짜증이 폭발할 것 같을 때, 친구와 다툼이 일어날 것 같을 때, 커뮤니티의 악성 댓글에 화가 끓어오를 때…. 이럴 때도 기적의 문장이 적당합니다. 여유가 없는 상황이니 미리 정해둔 문장이나 그때 딱 떠오르는 문장을 말하면 되겠죠.

만약 그 자리를 떠날 수 있다면 일단 자리를 피하세요. 그리고 문장 전부, 혹은 자세의 급소를 직접적으로 풀어주는 1번(머릿속에서 조각배가 조용히 흔들립니다)과 2번(척주가 사슬처럼 흔들립니다)만이라도 되뇌어 봅시다.

기적의 문장은 자신의 분노를 가라앉히는 것은 물론, 화가 난 상대를 유연하게 받아들여 냉정하게 대처할 수 있습니다. 기적의 문장으로 몸이 경직되지 않게 되면 언제든지 냉정한 자신을 되찾을 수 있다는 자신감이 생깁니다. 일촉즉발의 긴장 상태에서도 여유가 생깁니다. 분노가 폭발할 것 같을 때, 들썩이는 상체와 후들거리는 다리를 진정시킬 수 있는 문장을 추천하겠습니다.

추천하는 문장 :

⑤ 산기슭에 눈이 녹아내리듯 양쪽 어깨가 멀어집니다

⑨ 모래시계 속 모래가 다리를 타고 똑바로 떨어집니다

앞서 말씀드렸듯 저는 여태껏 수많은 환자를 도왔습니다. 알렉산더 테크닉, 물리치료, 호흡 이 3가지 이론을 기반으로 대학병원에서도 포기한 환자를 회복시켰습니다. 독립 후에는 레슨 스튜디오를 열어 컨디션 이상과 신체 질환에서 회복하고 싶은 분을 위해 강의했습니다.

이러한 경험을 쌓으면서 잘못된 자세가 얼마나 다양한 신체 이상을 일으키는지 통감했습니다. 그중 80% 이상은 정말 자세가 주원인이라고 해도 과언이 아닙니다.

실제로 자세에서 비롯된 문제를 해결하면 많은 분이 신체 이상과 질환에서 벗어납니다. 반대로 말하면 자세에서 비롯된 문제에 대한 접근이, 신체 이상과 병의 근본적인 원인을 해소하는 방법이기도 합니다. 이번에는 호흡과 자세를 본래의 모습으로 되돌림으로써, 얼마나 많은 문제를 해결할 수 있는지 살펴보겠습니다.

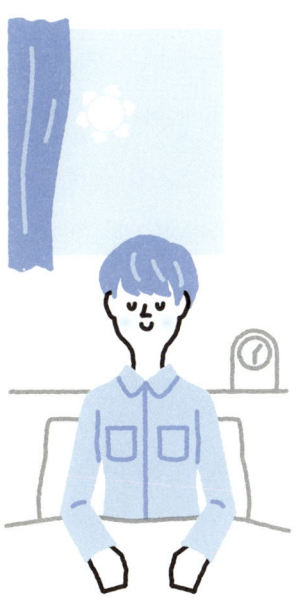

> **쉽게 피로하지 않은 몸으로 바뀐다**

새우등은 피로가 쌓이기 쉬운 자세입니다. 어제의 피로가 다음 날 아침까지 이어져 몸이 무겁지 않나요? 매일 피로에 찌든 얼굴이 당연한 일이 되지 않았나요?

이런 피로함은 자세 개선만으로 해소될 수 있습니다. 기적의 문장으로 결림이나 뻐근함과 같은 근육 긴장이 풀리게 되면, 서거나 걷는 자세는 물론 사소한 동작까지 편하게 할 수 있습니다.

또한 폐, 간, 위장 등 장기에 가해진 압박이 풀리고, 혈액 순환이 개선되어 원활하게 작동됩니다. 에너지 대사가 순조롭게 돌아가면서 피로가 남지 않게 되는 것이죠.

차츰 쉽게 피로하지 않은 몸으로 바뀌게 될 겁니다. 아침에 일어났을 때 가벼움과 개운함이 다르게 느껴질 것입니다. **피로가 남기 쉬운 머리와 눈을 맑게 하고, 깊게 호흡하도록 도와주는 문장을 추천하겠습니다.**

추천하는 문장 :

① 머릿속에서 조각배가 조용히 흔들립니다

③ 눈알은 늘 물속을 떠다닙니다

⑩ 날숨에 몸이 이완되고 들숨에 척추가 세워집니다

> 허리, 어깨, 목, 무릎… 관절 이상을 말끔히 해소한다

요통, 어깨결림, 목 통증, 무릎 통증 등 이러한 관절 이상은 모두 '자세 악화에 따른 하중 균형의 무너짐'이 원인이라 해도 과언이 아닙니다.

머리와 상체가 앞쪽으로 기울면 목, 어깨, 허리, 무릎 등의 관절에 무게가 실립니다. 그 과중한 부담을 견디지 못하고 각 관절이 점차 통증이라는 비명을 지르게 되는 것이죠. 자세 개선은 하중 균형을 잡아 각 관절에 실리는 압박을 줄이고 요통, 어깨결림, 목 통증, 무릎 통증 등을 해소해줍니다.

관절의 톱니바퀴가 통증 없이 부드럽게 돌아가기 시작하면 삐걱거리던 몸의 움직임도 부드러워집니다. 그동안 가지 못했던 곳에 갈 수 있고 포기하고 있던 일에도 도전할 수 있습니다. 몸과 관절이 제대로 움직이면 사람은 자연스럽게 행동 범위를 넓혀 삶을 풍요롭게 만들기 마련입니다. 몸을 가볍게 해주는 문장을 추천하겠습니다.

추천하는 문장 :

④ 잇몸에 피가 돌고 혀는 떡처럼 말랑말랑합니다
⑤ 산기슭에 눈이 녹아내리듯 양쪽 어깨가 멀어집니다
⑧ 골반은 와인잔 바닥처럼 늘 조용히 흔들립니다

우울증이나 울적한 상태에서 벗어난다

다양한 세대에서 우울을 호소하는 사람이 늘고 있습니다. 사실 우울증에 걸린 사람의 몸은 굉장히 뻣뻣하게 긴장되어 있습니다. 얼핏 보기엔 생기가 없어 보여도 몸은 꾸준히 SOS를 보내고 있습니다. 마음과 몸은 표리일체의 관계이니까요.

마음의 이상은 즉각적으로 몸의 긴장으로 나타납니다. 그래서 몸의 근육을 풀어주면 마음을 짓누르던 무리한 부담과 긴장이 해소되어 우울감이 누그러지는 사례가 많습니다. 심기가 불편했던 환자도 돌아갈 때는 웃는 얼굴을 보이기도 합니다.

저는 이 방법으로 많은 우울증 환자의 회복을 도왔습니다. 특히 별도의 상담이나 스트레스 관리를 받지 않고도 항우울제를 줄이거나, 복용을 중단하고 귀가하는 사례 등 정신과 의사들이 의아해할 정도로 빠른 회복을 보인 사람이 많습니다.

　우울증과 마찬가지로 심신질환, 불안장애, 섭식장애 등도 몸의 긴장을 풀어주는 접근법이 효과적입니다. 기분이 가라앉아 슬픔에 빠질 때, 기적의 문장으로 재빨리 긴장을 풀어주면 얕은 단계에서 탈출할 수 있습니다. 자신의 안으로 향하던 주의를 밖으로 멀리 돌리거나 몸 전체를 느끼게 하는 문장을 추천하겠습니다.

추천하는 문장:
② 척주가 사슬처럼 흔들립니다
⑦ 몸 안에 쏟아지는 폭포를 잉어가 힘차게 거슬러 오릅니다
⑩ 날숨에 몸이 이완되고 들숨에 척주가 세워집니다

호흡이 깊고 편안해져 호흡기 증상이 해소된다

　바른 자세가 된다는 것은 호흡이 편안해짐을 의미합니다. 가슴이 펴지면서 깊은 호흡을 할 수 있게 됩니다. 지금까지 얕은 호흡으로 숨이 차거나 답답함을 느끼던 분들이라면 훨씬 호흡이 편안해질 겁니다. 버스를 놓칠까 봐 빨리 뛸 때, 서둘러 지하철 역 계단을 올

라갈 때도 더 이상 숨이 차지 않게 됩니다.

　천식과 같은 호흡기 질환이 있는 사람에게도 큰 도움이 될 수 있습니다. 제가 응급실에서 근무하던 시절, 호흡 기능이 쇠약해진 환자의 자세를 교정하여 산소포화도(몸에 흡수된 산소가 얼마나 되는지 나타내는 지표)를 끌어올린 적도 있었습니다. 자기 자랑 같지만, 지극히 사실입니다. 이번에는 호흡기인 입과 목구멍, 폐에 작용하는 문장을 추천하겠습니다.

추천하는 문장 :
④ 잇몸에 피가 돌고 혀는 떡처럼 말랑말랑합니다
⑥ 가슴과 등이 펴지며 호흡이 잔물결처럼 드나듭니다

혈압이 안정되어 관련 질환을 예방한다

　사람의 몸은 근육 긴장으로 교감신경을 자극하면 혈압이 높아지는 경향을 보입니다. 그래서 무의식적으로 근육을 긴장시키는 사람은 고혈압을 유발하기 쉽습니다.

　반대로 근육 긴장이 풀린 편안한 상태에서는 부교감신경을 자극하여 혈관이 확장되고, 혈압도 안정됩니다. 즉 무의식중에 일어나는 몸의 긴장을 풀면 혈압이 내려가면서 고혈압이 해소되는 것이죠.

저는 이러한 방법으로 수없이 많은 환자에게 도움을 주었습니다. 예를 들어 혈압이 최고 170 최저 110이었던 환자가 최고 120 최저 90으로 안정된 사례는 정말 비일비재합니다. 또 제가 치료하여 혈압약을 복용하지 않게 된 환자도 많습니다.

고혈압은 동맥경화, 뇌졸중, 뇌경색, 심근경색 등 심각한 질환의 원인이 됩니다. 기적의 문장으로 이러한 질환의 위험을 줄일 수 있다면, 너무 획기적이지 않습니까? 이번에는 여러분이 더욱 깊게 호흡하도록 도와줄 문장을 추천합니다.

추천하는 문장 :
⑥ 가슴과 등이 펴지며 호흡이 잔물결처럼 드나듭니다
⑩ 날숨에 몸이 이완되고 들숨에 척주가 세워집니다

면역력 향상으로 감염병을 예방한다

갑자기 들이닥친 팬데믹은 생활에 큰 타격을 줬습니다. 아마 전 세계 사람들이 면역력의 필요성을 절감했을 겁니다. 바이러스나 병원균이 파고들 틈을 주지 않으려면 호흡, 자율신경, 혈압, 혈류, 내분비 등을 안정시켜야 합니다. 몸의 기본 기능이 안정되어야 바이러스나 병원균을 물리치는 면역 기능이 제힘을 발휘할 수 있기 때문입니다.

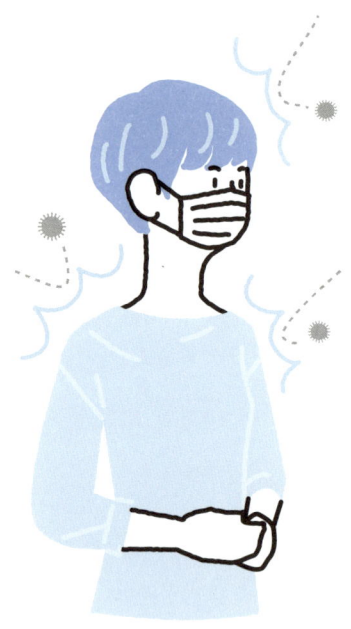

기적의 문장으로 자세가 부드럽고 반듯해지면 혈액과 림프의 흐름이 원활해져 대사가 개선됩니다. 그 결과 감염병에 맞서는 몸의 방위력을 충분히 향상할 수 있습니다. 세균의 침입구인 입과 호흡기에 작용하는 문장을 추천하겠습니다.

추천하는 문장 :
⑤ 산기슭에 눈이 녹아내리듯 양쪽 어깨가 멀어집니다
⑦ 몸 안에 쏟아지는 폭포를 잉어가 힘차게 거슬러 오릅니다

두통, 변비, 거친 피부, 부종… 신체 이상을 개선한다

새우등은 다양한 신체 이상의 원인입니다. 예를 들어 긴장성 두통은 머리가 앞으로 나오면서 목 뒤 근육이 긴장하는 것이 주원인입니다. 또한 메스꺼움, 식욕부진, 변비 등 위장과 관련된 증상도 잘못된 자세로 인한 장기 압박이 영향을 미쳤을 가능성이 큽니다. 부종, 거친 피부 등은 근육 긴장으로 말초 혈액순환이 원활하지 못해 발생한다고 할 수 있죠.

자율신경 균형이 무너지면 통증을 일으키기 쉬워져, 이러한 신체 이상이 더욱 악화됩니다. 관련 질환으로 알려진 '자율신경기능이상'은 심신이 통제 불능 상태에 빠져 동시다발로 문제가 발생합니다. 평상시에 근육 긴장이 계속되면 자율신경 균형이 무너지기 쉽다는 점을 주의해야 합니다. 자율신경에는 긴장모드인 교감신경과 이완모드인 부교감신경이 있습니다. 이 2가지가 균형 있게 유지되면 바람직하겠지만, 스트레스나 긴장하는 상황이 많은 현대인에게는 좀처럼 쉽지 않은 일입니다.

만약 일, 가사, 육아, 인간관계 등에서 늘 긴장되어 있다면 자율신경이 긴장모드에 치우친 상태가 지속됩니다. 여러분 중에도 그런 분들이 많겠죠. 이 상태가 길어지면 머지않아 자율신경이 비명을 지르며 다양한 이상 증세를 호소할 것입니다.

기적의 문장으로 그때 그 자리에서 흐트러진 자율신경을 정돈한다면, 최소한 심신의 이상을 방지할 수 있습니다. **이번에는 혈액과 림프의 흐름이 막히기 쉬운 어깨와 목, 골반에 작용하는 문장을 추천하겠습니다.**

추천하는 문장 :
⑤ 산기슭에 눈이 녹아내리듯 양쪽 어깨가 멀어집니다
⑦ 몸 안에 쏟아지는 폭포를 잉어가 힘차게 거슬러 오릅니다

불룩 나온 배가 저절로 들어간다

잘못된 자세는 복부에도 상당한 영향을 줍니다. 늘 머리나 상체를 앞으로 내밀고 있는 새우등 자세는 몸의 근육을 '힘이 들어가 있는 부분(=어깨나 등)'과 '힘이 들어가 있지 않은 부분(=배)'으로 나눕니다. **'힘이 들어가 있지 않은 부분'의 근육은 나이를 먹을수록 점점**

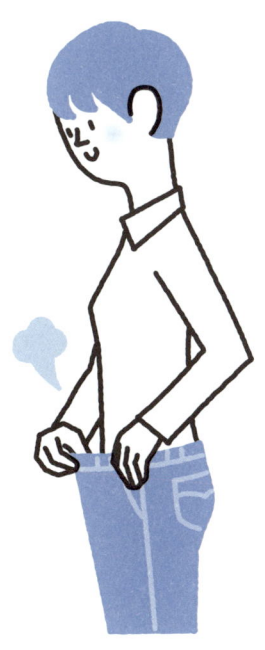

더 늘어집니다. 흔히 '나잇살'이라고 하는 '불룩하게 나온 배'가 그 증거죠.

기적의 문장으로 자세를 개선하면 전신의 균형이 바로잡혀 배, 엉덩이, 허벅지 등 '힘이 들어가야 할 근육'에 제대로 힘이 들어갑니다. 자연스럽게 배나 엉덩이 근육이 탄탄해지겠죠.

더불어 바른 자세로 심신의 긴장과 스트레스에서 해방되면, 자연스럽게 적정한 양의 식사를 할 수 있습니다. 몸이 유연해지면서 자연스럽게 몸을 움직여 운동량도 증가합니다. 자세만 정돈되어도 몸매가 그럴듯해지는 거죠. 다이어트도 노력 없이 기적의 문장으로 할 수 있습니다. 매일 기적의 문장에 1분만 투자해보세요.

추천하는 문장 :

② 척추가 사슬처럼 흔들립니다

⑦ 몸 안에 쏟아지는 폭포를 잉어가 힘차게 거슬러 오릅니다

자연스러운 아름다움과 젊음을 되찾는다

자세가 개선되면 몰라보게 아름다워집니다. 활기찬 기운 역시 가득해지죠. 마치 시들었던 식물이 원기 회복 후 힘차게 일어서는 것과 같습니다. 자세가 개선되면 스스로 자신감이 생기고, 행동이 당당해져 생기 있어 보입니다. 또 의자에서 일어나거나 인사를 하는 등 사소한 행동도 민첩하고 활기가 넘쳐 보입니다.

또한 피부와 머릿결의 윤기, 탄력도 좋아집니다. 자세와 호흡이 정돈되면 혈액순환이 원활해져 신선한 산소와 영양이 구석구석까지 흡수됩니다. 젊음을 되찾은 것처럼 피부는 탱탱하고 머릿결은 풍성해지죠. 자율신경과 호르몬의 균형도 바로잡아 주름, 잡티, 푸석푸석함, 처짐 같은 피부 고민도 해결됩니다.

표정이나 분위기의 변화도 빼놓을 수 없습니다. 자세가 개선되면서 평소와 달리 온화하고 상냥한 표정으로 바뀌는 분이 상당히 많습니다. 얼굴 근육의 긴장으로 더욱 뚜렷해 보이던 팔자주름도 눈에 잘 띄지 않게 됩니다. 짜증이 나면 미간에 주름이 잡혀 험상궂은 표정을 짓기 마련인데, 표정이 싹 풀어지면서 분위기 자체에 여유가 생깁니다. 저는 바로 그 '여유'가 자연스러운 아름다움과 젊음의 본질이라고 생각합니다.

이처럼 기적의 문장으로 아름답고 젊어지는 분이 많습니다. 이번에도 문장을 추천하자면, 고민하는 부위별로 약간 다릅니다. 기적의 '맞춤형' 문장이네요.

추천하는 문장 :

얼굴 ① 머릿속에서 조각배가 조용히 흔들립니다

③ 눈알은 늘 물속을 떠다닙니다

④ 잇몸에 피가 돌고 혀는 떡처럼 말랑말랑합니다

체형 ⑥ 가슴과 등이 펴지며 호흡이 잔물결처럼 드나듭니다

⑦ 몸 안에 쏟아지는 폭포를 잉어가 힘차게 오릅니다

부종 ⑧ 골반은 와인잔 바닥처럼 늘 조용히 흔들립니다

⑨ 모래시계 속 모래가 다리를 타고 똑바로 떨어집니다

⑩ 날숨에 몸이 이완되고 들숨에 척주가 세워집니다

생생 경험담

"걷지 못할 정도로 심했던 요통이 사라졌어요!"

　저는 심한 척추분리증 환자입니다. 걷는 것은 물론, 앉는 것도 몇 분밖에 견딜 수 없는 상태였습니다. 20년 동안 어떻게든 낫겠다는 일념 하나로 전국의 병원을 전전했어요. 하지만 모두 헛수고였습니다. 척추로 유명하다는 대학병원에도 찾아갔지만 고치지는 못했습니다. 거의 반포기 상태로 절망하던 중 오하시 선생님을 알게 됐습니다.

　수업 이후 제 몸에 변화가 나타나기 시작했습니다. 지금까지 느껴보지 못한 안도감이 들면서 허리 통증이 서서히 걷히기 시작했습니다. **지금까지 주변의 도움 없이는 아무것도 할 수 없었던 제가 1시간이나 걸을 수 있게 됐고, 스스로 운전해 이동도 할 수 있게 됐습니다.** 이제 저는 정말 평범한 사람들과 다름없는 생활을 하고 있습니다. 오하시 선생님에게는 아무리 감사를 드려도 부족합니다.

- M씨(42세, 직장인)

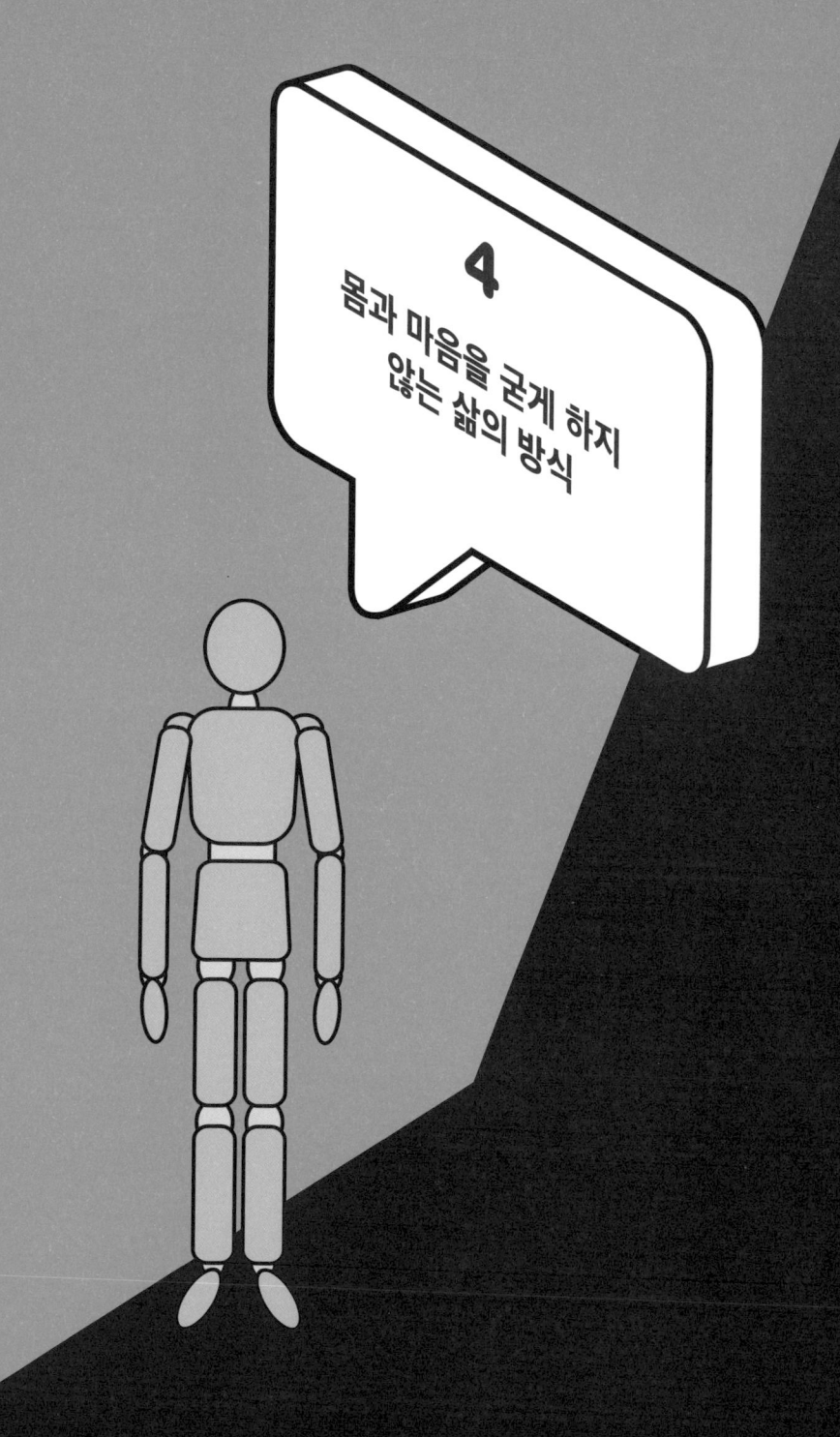

● 살면서 종종 억지웃음 짓게 되는 일이 있었을 겁니다. 억지로 웃다가 눈가와 입가 주위에 경련이 난 적은 없었나요? 저는 예전엔 거의 매일, 눈가와 입가의 경련을 달고 살았습니다. 진짜로 웃어본 게 언젠지 제대로 기억나지 않을 만큼 말입니다.

제게는 올해 7살 된 아들이 있는데, 여느 부모처럼 저도 아들의 성장 모습을 늘 사진으로 담아왔습니다. 그러는 동안 깨달은 점이 있습니다. 갓 태어났을 때부터 첫 돌까지는 천진난만하게 웃는 얼굴이 주로 찍힙니다. 주위의 반응이나 평가를 신경 쓸 일이 전혀 없으니, 꾸밈없는 진짜 웃는 얼굴을 보여주는 거죠.

그러다 말이 트이기 시작하면서, 반항기가 시작됩니다. 부모에게 자신의 불만이 무엇인지 알리고 싶어 말수가 늘어납니다. 말을 하고 다양한 행동을 하며 성공과 실패를 반복하는 동안, 어떻게 하면 자신에게 이로운지 깨닫습니다.

그리고 5살 정도가 되면 조금씩 억지웃음을 터득하죠. 뽀로로를 볼 때처럼 기쁨이 안에서 우러나오는 진짜 웃는 얼굴은 보기 힘듭니다. 저는 변화하는 아들을 보며 사람은 성장과 함께, 긴장에 휩싸여가기 마련이라는 생각이 들었습니다.

새우등도 마찬가지입니다. 태어날 때부터 새우등인 사람은 없습니다. 우리는 성장과 함께 다양한 사고를 사용하며 조금씩 긴장하

게 됩니다. 어느새 근육 긴장에 익숙해지면 몸의 하중 균형이 무너져 자세가 악화됩니다. 그러나 사고와 말이 근육 긴장이나 새우등의 원인이라고 해서 생각하거나 말하는 일을 그만둘 수도 없는 노릇이죠.

우리는 무심결에 '쓸데없는 걱정'을 늘어놓곤 합니다. 어쩌다 멍하니 있을 때면 부정적인 생각이 꼬리에 꼬리를 무는 사람도 많습니다. 쓸데없는 생각은 쓸데없는 근육 긴장을 만들어냅니다. 그리고 긴장은 세월과 함께 착실하게도 쌓입니다. 그대로 방치한다면, 우리 몸은 보이지 않는 긴장의 밧줄로 꽁꽁 묶이게 됩니다.

쓸데없는 생각을 떨치고 '지금, 여기'로 되돌아오기

쓸데없는 생각은 크게 4가지 유형으로 나눌 수 있습니다. 먼저 '과거'입니다. 과거에 실패한 일이나 창피했던 경험을 떠올리며 "왜 그랬지. 그때 이렇게 할 걸, 저렇게 할 걸" 하며 후회와 자책의 부정적 사고에 빠지는 유형입니다. 이미 일어난 일은 되돌릴 수 없는데, 그야말로 쓸데없는 생각에 사로잡힌 것이죠.

2번째는 '미래'입니다. 암울한 미래를 상상하며 불안과 걱정을 키우는 유형입니다. 아직 일어나지도 않은 미래를 걱정해봤자 아무

소용도 없는데 말입니다. 쓸데없는 생각에 사로잡히면 점점 더 잘못된 방향으로 상상을 부풀리곤 하죠.

3번째는 '자신'입니다. "난 왜 항상 이 모양이지. 역시 난 안 돼."라며 자신을 비하하고 몰아세우는 유형입니다. 남들이 보기엔 사소한 문제라도, 스스로 열등감이나 갈등을 안고 있으면 불현듯 이런 쓸데없는 생각에 빠져듭니다.

4번째는 '타인'입니다. "왜 부장님은 늘 나만 꾸짖지.", "저 사람은 분명 날 싫어할 거야."라며 제멋대로 상상해 타인을 의심하는 유형입니다. 아닌 줄 알면서도, 타인에 대한 적대심을 부풀려 자신을 부당한 입장에 몰아넣고 맙니다. 반대로 다른 사람을 부러워하고 시기하여 마음이 흐트러지기도 합니다.

쓸데없는 근육 긴장은 쓸데없는 생각 때문에 생깁니다. 긴장을 해방시키는 방법은 딱 하나입니다. 자연스러운 흔들림에 몸을 맡기는 것입니다. 기적의 문장으로 자연스러운 흔들림을 일깨우세요. 아무리 몸이 뻣뻣한 사람이라도, 긴장이 풀리면 '본래의 자연스러운 모습'을 되찾을 수 있습니다.

그런데도 쓸데없는 생각이 사그라지지 않는다면 호흡에 귀를 기울여 봅시다. 호흡은 늘 '지금, 여기'에 있습니다. 우리에게서 잠시도 떨어지지 않고 곁에 있어 주는 존재입니다. 과거, 미래, 자신, 타인을 둘러싼 고민을 멈추고 호흡을 따라 '지금, 여기'로 되돌아오는 겁니다.

아무리 심신이 흐트러졌어도 숨소리에 귀를 기울이면 지금, 이 순간, 이 자리에 살아있음을 느낄 수 있습니다. 다음 그림에서처럼 늘 한가운데에 있는 것은 '지금, 여기'에 있는 호흡입니다. 위아래, 양옆에 자리 잡은 '쓸데없는 생각'에 사로잡힐 때도 한가운데 있는 '지금, 여기'로 되돌아오면 본래의 자신을 되찾을 수 있습니다.

올바름이 아닌 용이함과 편안함에 주목하자

우리가 올바르다고 믿는 일이 반대로 우리를 옭아매는 경우가 있습니다. 올바르다는 건 대체 무엇일까요? 우리는 대부분 어린 시절부터 "올바르게 살아라."는 말을 귀에 딱지 앉도록 들으며 자랐습니다. 하지만 맹신하던 그 말이 틀렸음을 알았을 땐 돌이킬 수 없다고 체념하고 말죠.

더군다나 요즘 같은 시대는 정보가 너무 많은 데다 옳다고 가장한 거짓 정보까지 만연합니다. 어딘가 올바름이 있다거나, 누군가 올바름을 제시해줄 것이라는 믿음은 환상에 지나지 않습니다. 본래

올바름이란 때와 장소에 따라 다르며, 시대에 따라서도 다릅니다. 여태껏 중요하게 여겼던 '소통'이 팬데믹 시국에는 꺼려지는 일이 된 것도 하나의 예가 되겠군요.

그래서 저는 '올바름'에 그다지 집착하지 않아도 된다고 생각합니다. 올바름의 틀에 맞추다 보면 스스로 갑갑하게 옭아매어 오히려 이상과는 멀어지게 됩니다. 그럼 대체 어떻게 해야 할까요?

저는 '용이함', '쾌적함', '자연스러움' 같은 감각의 질을 추구해야 한다고 생각합니다. 즉 어떤 답을 찾고 싶다면, 호흡에 귀를 기울이고 몸 안의 소리를 경청하여 더 자연스럽고 편한 쪽을 선택해야 합니다.

우리가 추구해야 할 방향은 늘 자신의 몸 안에 있습니다. 몸은 여러분이 생각하는 것 이상으로 무엇이든 알고 있습니다. 그러니 머릿속으로 이러쿵저러쿵 생각하기보단, 몸이 편할 것 같다고 속삭이는 쪽으로 나아가면 됩니다. 그편이 결과적으로 순조로운 경우가 많습니다. 이 방식이라면 자세 역시 '반듯하게'만 추구하여 '부드럽게'를 희생시키는 일은 없겠죠.

저는 망설여질 때 '어느 쪽이 올바른지' 혹은 '어느 쪽이 이로운지'를 머리로 생각하기보다, 호흡과 몸 안의 소리를 따라 결정하려고 합니다. 인생의 중대한 갈림길에 섰을 때도 마찬가지입니다.

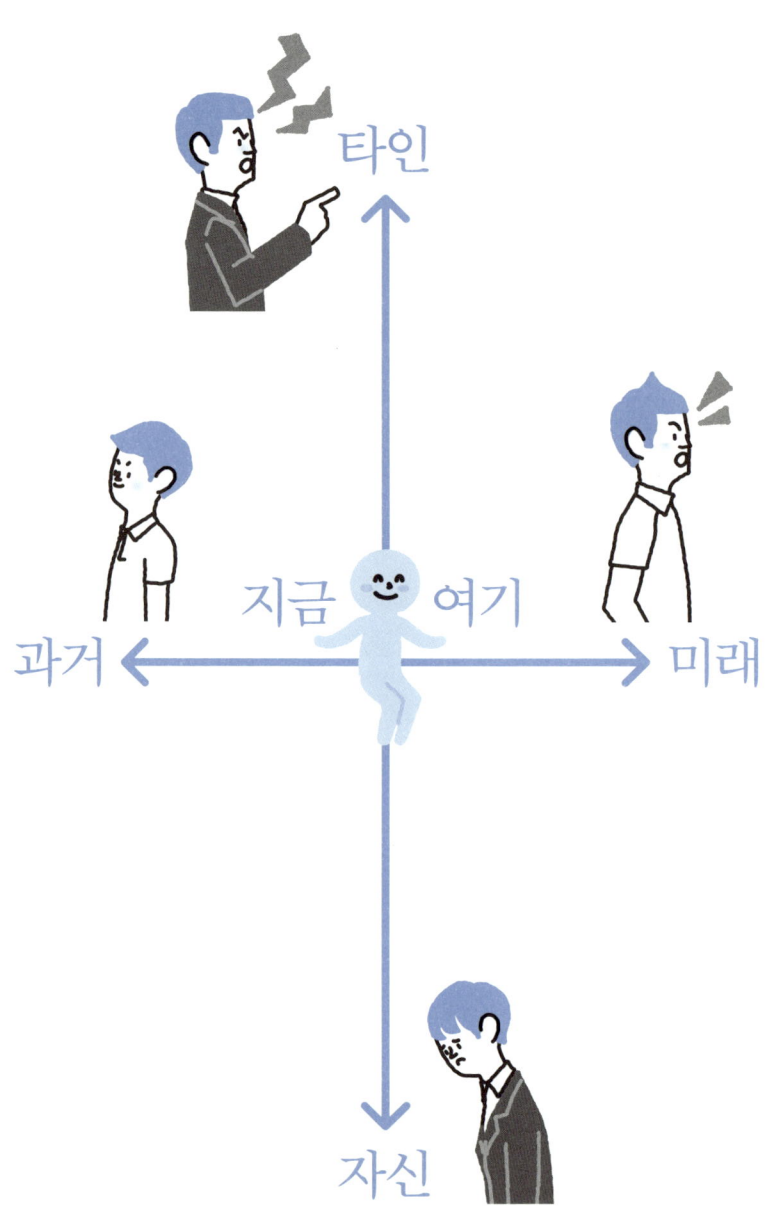

올바름에 그렇게까지 얽매이지 않아도 됩니다. 사람은 좀 더 편안함을 누려도 되고, 좀 더 자연스러워도 됩니다. 쓸데없는 생각은 접어두고 호흡과 흔들림에 몸을 맡겨 "이쪽이야!"라고 손짓하는 쪽으로 순순히 나아가면 길은 저절로 열리기 마련입니다.

흔들림의 필요성

매일 많은 분의 몸을 접하다 보면 깨닫게 되는 게 있습니다. 바로 사람의 몸은 뻣뻣하게 굳어 있기보다는 흐르고 있어야 자연스럽다는 점입니다. 난치성 환자의 근육은 마치 빙산처럼 딱딱하고 차가운 경우가 많습니다. 그런데 근육 긴장이 조금씩 풀리면 꽁꽁 언 얼음이 녹아내리듯 몸 곳곳에 따뜻한 시냇물이 형성됩니다. 그러면서 병세가 호전되는 경우가 많습니다.

여러분은 이런 괴로운 경험을 하지 않길 바랍니다. 몸은 굳어 있는 것이 아니라 늘 흐르고 있는 상태여야 합니다. 그럼 늘 흐르고 있으려면 어떻게 해야 할까요?

저는 그래서 흔들림이 필요하다고 생각합니다. 기적의 문장도 인사호흡법도 흔들림을 멈추지 않으려는 방법입니다. 물 위에 떠 있는 배의 흔들림, 물의 흐름, 나뭇잎을 흔드는 바람의 흐름…. 이러한 흔들림을 몸 안에 불러일으켜 자연스러운 흐름을 되찾아 나가는 방법인 거죠.

이런저런 쓸데없는 생각은 접어두고, 멈추지 않고, 경직되지 않고, 자연의 흐름에 몸을 맡기세요. 그 흐름은 여러분을 반드시 더 나은 곳으로 이끌어줄 겁니다. 무리하게 애쓰거나 힘을 들이지 않아도 자연스러운 나로 살아갈 수 있습니다. 이제 여러분은 나다운 인생의 행복을 찾을 수 있을 겁니다. 그 과정에 이 책이 도움이 됐다면, 더할 나위 없는 기쁨이겠죠.

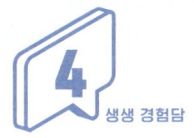

"아름다움을 되찾아가는 모습에 감탄했습니다."

저희 클리닉에서 오하시 선생님은 일명 '특명물리치료사'로 통했습니다. 어려운 환자들의 치료와 회복을 도왔죠. 정형외과 전문의인 저조차도 손쓸 방법이 없던 요통 환자, 등이 오랫동안 심하게 굳어 있던 환자, 걷지도 못했던 환자까지 순조롭게 호전됐습니다. 그중에서 걷지도 못했던 환자는 제대로 근력 운동조차 하지 않았다고 하더군요. 놀라운 일입니다.

더 놀라운 점은 환자들이 아름다움을 되찾아가는 모습이었습니다. 자세가 개선되면서 자신감을 회복해 표정이 이전보다 당당해졌습니다. 오하시 선생님만의 독보적인 치료는 외면뿐만 아니라 내면의 변화도 가져다준 게 분명합니다. 앞으로도 더 많은 사람이 아름다움을 되찾을 수 있도록 왕성하게 활동하시길 바랍니다.

- 이치하시 겐이치(이치하시클리닉 원장)

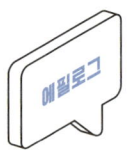

어느 날 한 피아노 연주자가 찾아왔습니다. "팔이 너무 아파요, 선생님. 저 이제 다시는 피아노를 연주할 수 없는 걸까요…." 절망스러운 표정이었습니다. 어떻게든 돕고 싶어 최선을 다했습니다. 다행히 의지가 충분했던 환자라 매주 꼬박꼬박 치료를 받으러 오셨죠. 그렇게 그분은 딱 반년 만에, 세계문화유산으로 등재된 교회의 피아노를 연주하겠다는 꿈을 이뤘습니다.

고통 속에서 꿈을 이뤄낸 사람은 마치 백합처럼 아름답고 빛나더군요. 그 인상은 몸의 형태가 아니라 사람 자체에서 풍기는 것이었습니다. 그 피아노 연주자는 여전히 백합처럼 빛나겠죠.

저는 지금까지 의료의 손길에서 벗어난 사람들을 아주 많이 지켜봤습니다. 여러 이유로 제가 있는 곳까지 오게 되면 일단 속마음을 털어놓습니다. 치료받아도 희망이 없었음을, 그리고 저에게도 그다지 기대하지 않음을 말입니다. 어찌 보면 당연한 일입니다.

제가 아무리 유명하다 해도, '알렉산더 테크닉'은 아직 시작 단계에 불과합니다. 그저 저는 그분들의 몸에 손을 얹고, 몸이 무엇을 호소하는지에 진정으로 귀 기울입니다. 몸은 몸으로 전달하고 싶은 바가 있습니다. 그것은 늘 근육 긴장으로 드러나기 마련이죠. 그 몸 안의 소망을 듣고 제가 할 수 있는 것을 도와드립니다.

무서워서 눈을 뜰 수 없는 아이에게 "괜찮으니 눈을 떠보렴. 곁에 있어 줄게."라고 다독이듯 말입니다. 몸은 좀 더 자유로워도 된다는 것을 느끼면 하늘을 향해 뻗어나갑니다. 그 모습을 본 다른 사람은 보통 자세가 좋아졌다고 말하죠.

여러분, 그렇다고 자세에 얽매일 필요는 없습니다. 긴장에서 해방되면 몸은 저절로 바르게 될 것입니다. 어렵지 않습니다. 긴장을 푸세요. 조건만 갖춰지면 사람은 자연스레 아름다워집니다. 그 열쇠는 '이렇게 해야 한다.', '이렇게 하면 안 된다.' 같은 머리의 지배에서 몸을 놓아주는 것입니다. 그 힌트를 여기에 가득 싣고자 했습니다. 이 책이 여러분에게 조금이라도 도움이 되길, 진정으로 바랍니다.

몸을 상상하라

2022년 10월 31일 초판 1쇄

지은이 오하시 신 **옮긴이** 안선주
펴낸이 박시형, 최세현

책임편집 류지혜 **디자인** 박선향
마케팅 양봉호, 양근모, 권금숙, 이주형 **온라인마케팅** 신하은, 정문희, 현나래
디지털콘텐츠 김명래, 최은정, 김혜정 **해외기획** 우정민, 배혜림
경영지원 홍성택, 이진영, 임지윤, 김현우, 강신우
펴낸곳 쌤앤파커스 **출판신고** 2006년 9월 25일 제406-2006-000210호
주소 서울시 마포구 월드컵북로 396 누리꿈스퀘어 비즈니스타워 18층
전화 02-6712-9800 **팩스** 02-6712-9810 **이메일** info@smpk.kr

ⓒ 오하시 신 (저작권자와 맺은 특약에 따라 검인을 생략합니다)
ISBN 979-11-6534-634-8 (13510)

- 이 책은 저작권법에 따라 보호받는 저작물이므로 무단전재와 무단복제를 금지하며,
  이 책 내용의 전부 또는 일부를 이용하려면 반드시 저작권자와 (주)쌤앤파커스의 서면동의를 받아야 합니다.
- 잘못된 책은 구입하신 서점에서 바꿔드립니다.
- 책값은 뒤표지에 있습니다.

쌤앤파커스(Sam&Parkers)는 독자 여러분의 책에 관한 아이디어와 원고 투고를 설레는 마음으로 기다리고 있습니다. 책으로 엮기를 원하는 아이디어가 있으신 분은 이메일 book@smpk.kr로 간단한 개요와 취지, 연락처 등을 보내주세요. 머뭇거리지 말고 문을 두드리세요. 길이 열립니다.

1	2	3	4	5
# 머리	# 척주	# 눈	# 입안	# 목과 어깨
머릿속에서 조각배가 조용히 흔들립니다	척주가 사슬처럼 흔들립니다	눈알은 늘 물속을 떠다닙니다	잇몸에 피가 돌고 혀는 떡처럼 말랑말랑합니다	산기슭에 눈이 녹아내리듯 양쪽 어깨가 멀어집니다
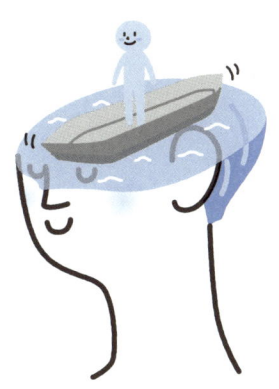	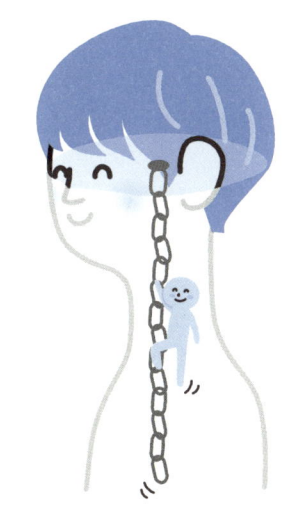	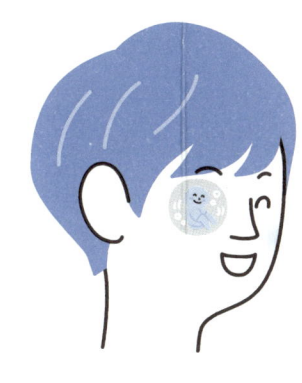	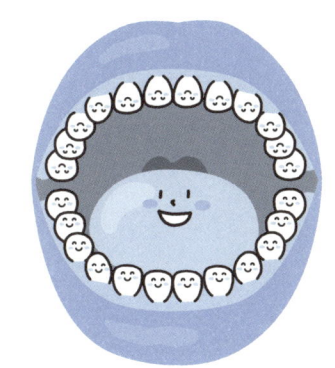	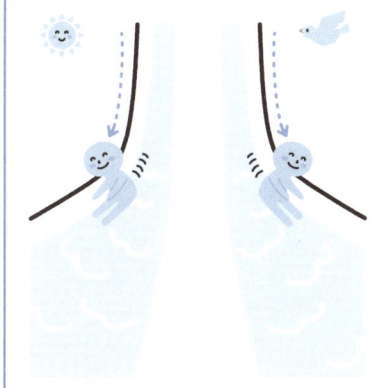
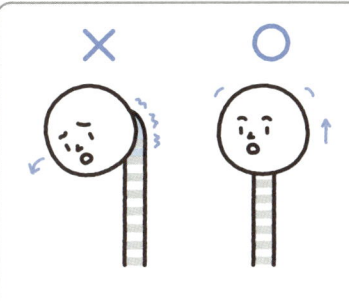	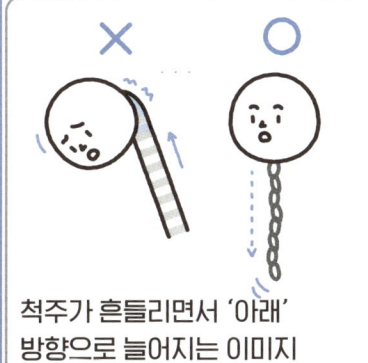		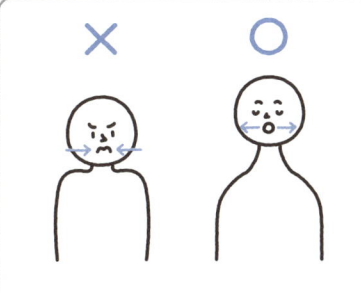	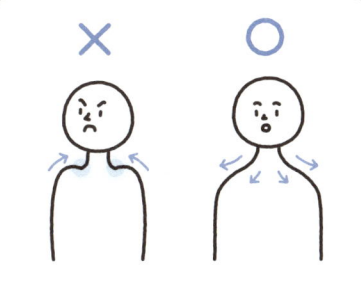
묵직한 머리가 '위' 방향으로 둥둥 떠다니는 이미지	척주가 흔들리면서 '아래' 방향으로 늘어지는 이미지	치켜뜬 눈을 부드럽게 놓아주는 이미지	입안이 넓어지고 이완되는 이미지	어깨, 가슴, 등이 펴지면서 목이 이완되는 이미지

6	7	8	9	10
## 가슴과 등	## 몸통	## 골반	## 다리	## 전신
가슴과 등이 펴지며 호흡이 잔물결처럼 드나듭니다	몸 안에 쏟아지는 폭포를 잉어가 힘차게 거슬러 오릅니다	골반은 와인잔 바닥처럼 늘 조용히 흔들립니다	모래시계 속 모래가 다리를 타고 똑바로 떨어집니다	날숨에 몸이 이완되고 들숨에 척추가 세워집니다
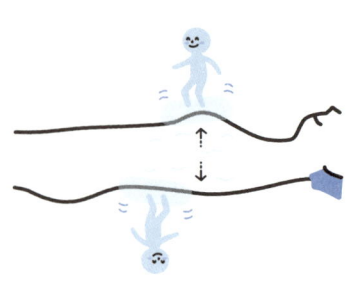	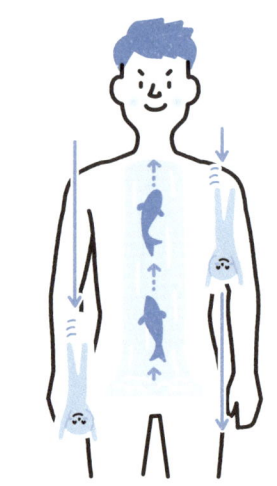	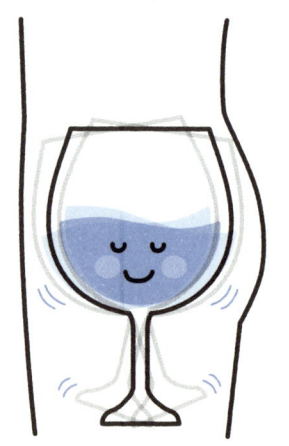	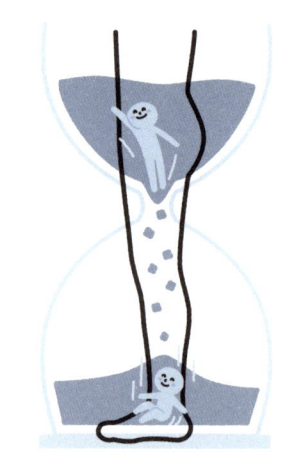	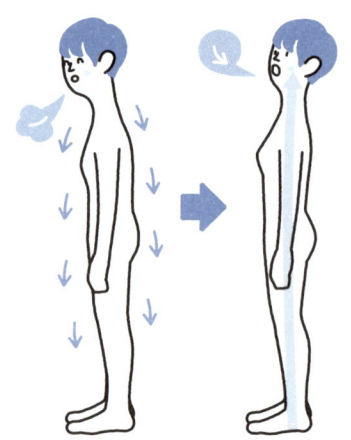
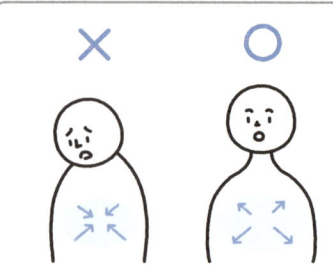	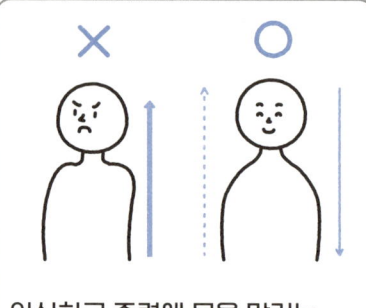	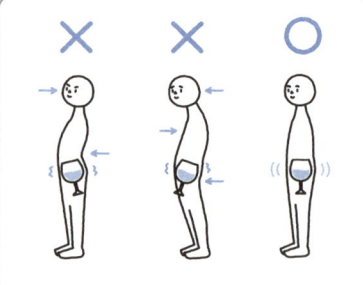	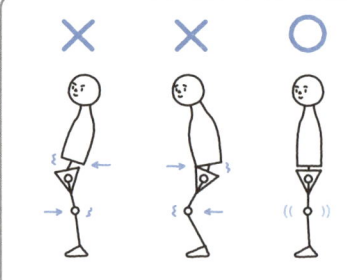	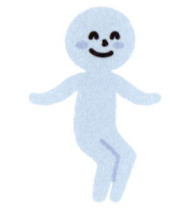
호흡하며 흉곽이 넓어지는 이미지	안심하고 중력에 몸을 맡기는 이미지	동작에 골반을 맞춰 자유롭게 움직이는 이미지	무릎이 곧게 펴진 채로 느슨해지는 이미지	호흡의 흔들림에 몸을 맡기는 이미지